Primero dormir, después soñar

Un libro para comprender el insomnio

NÉSTOR SÁNCHEZ Y BERNARDO ORTÍN

Grijalbo

Papel certificado por el Forest Stewardship Council®

MIXTO
Papel procedente de fuentes responsables
FSC® C117695

Penguin Random House Grupo Editorial

Primera edición: marzo de 2023

Printed in Spain – Impreso en España

ISBN: 978-84-18055-66-9
Depósito legal: B-836-2023

Compuesto en Fotocomposición gama, sl

Impreso en Gómez Aparicio, S.L.
Casarrubuelos, Madrid

DO 55669

ÍNDICE

Primero dormir, después soñar

PARTE 1:
¿POR QUÉ TE CONVIENE LEER ESTE LIBRO?

CAPÍTULO 1: COMPRENDIENDO TU INSOMNIO

Empecemos fuertes. Este libro maneja dos ideas importantes:

1. Si de verdad quieres recuperar tu sueño, debes dejar inmediatamente de intentar dormirte.
2. No, no has perdido la capacidad para dormir. Tranquilo, tranquila. La capacidad de dormir no se gana o se pierde, simplemente, se tiene. Lo que puede ocurrir es que estés en una situación determinada o en un contexto concreto que contrarreste o boicotee esa capacidad, pero sí, la sigues teniendo, confía en nosotros.

Piénsalo, lo tienes todo controlado: has cambiado las bombillas de tu casa, has establecido una rutina presueño, has hecho yoga y has tomado una infusión relajante..., incluso te has ido a otra habitación para que ni tu pareja ni los niños te molesten.

Te metes en la cama y parece que todo va a ir bien, pero sin saber muy bien por qué, de golpe, ¡otra vez los ojos como platos! ¿Qué ha pasado? ¿Y cómo te sientes al haberlo hecho todo bien y seguir sin poder dormir?

Puede ser que justamente todas estas expectativas estén empeorando la situación.

No se aprende a tener sueño, se genera el contexto adecuado para permitir que este surja. Por eso queremos transmitirte calma.

No esperes dormir como un bebé a partir de mañana. Te ha tomado tu tiempo llegar hasta aquí y esto no es algo que se pueda cambiar en un día. Pero te aseguramos que los hábitos de sueño pueden modificarse. Hemos trabajado con un gran número de pacientes durante muchos años y podemos garantizarte que es posible.

El sueño forma parte de un conjunto de procesos corporales —junto con el hambre, la sed o el funcionamiento gastrointestinal— que ocurren de manera espontánea. Digamos que tú no decides que ocurran, sencillamente, suceden.

Normalmente, el rendimiento de estas actividades es fluctuante. La mayoría de las personas experimentan momentos en los que van mejor o peor al baño, tienen más o menos hambre o descansan más o menos.

Por regla general, no se presta demasiada atención a dichas fluctuaciones, es decir, no se consideran problemas que requieran especial atención o la ayuda de un profesional. Sabemos que, en un lapso de tiempo más bien breve, estas perturbaciones se corrigen espontáneamente. Es decir, si un día no me apetece comer, no me preocuparé, porque pensaré que ya me entrará hambre más tarde.

Pero ¿qué ocurre si acumulas varios días seguidos sin dormir o has tenido una experiencia nocturna muy mala y empiezas a repetirte a ti mismo pensamientos como «tengo que dormir», «si no duermo, no rendiré mañana», etc.? Fácilmente podrás entrar en un círculo vicioso como el siguiente: duermo poco, me preocupo porque duermo poco, lo empiezo a considerar un problema y comienzo a incorporar cambios en mis rutinas para dormir mejor, y, en consecuencia, organizo mi vida en función del sueño. Me digo que tengo que dormir, no duermo y empiezo a intentar controlar aún más el sueño.

Para que nos entendamos, es probable que no duermas del todo bien una o varias noches porque quizá estés pasando una época con más estrés de lo habitual o debido a algunas de las circunstancias que veremos más adelante. Pero el factor principal que hará que una mala noche acabe convirtiéndose en un problema de insomnio es, sin duda, intentar controlar y forzar un comportamiento que es espontáneo.

Es el miedo a no dormir y la incorporación de conductas extrañas para el cerebro lo que probablemente está detrás de tu insomnio.

Por eso, he aquí el principal consejo de este libro: deja de intentar dormirte, es muy probable que sea precisamente esta conducta la que esté impidiendo que te duermas.

Sí, sabemos lo difícil que es y suponemos que te habrán surgido pensamientos del estilo: «No están entendiendo lo que me pasa, si sufrieran lo que yo estoy sufriendo, no dirían que dejara de intentarlo...».

Sabemos perfectamente lo perturbador que resulta no poder dormir. Al fin y al cabo, lo de esforzarte por dormir ya llevas haciéndolo mucho tiempo y parece que no acaba de funcionar, ¿no crees?

Además de caer en la trampa de forzar lo espontáneo (esforzarte por dormir), otro factor agravante y que añade confusión suele ser la incomprensión del porqué está ocurriendo. La aleatoriedad (de golpe, una noche sí que duermes) lleva a relacionar una determinada conducta con dormir y se incorpora con la esperanza de que funcione, lo que genera gran incertidumbre.

Por ello, en este libro, además de acompañarte para saber cómo lograr el contexto para que el sueño espontáneo resurja, también dedicaremos un espacio a entender exactamente cómo y por qué dormimos. Como decía Marie Curie: «Cuando comprendemos algo, dejamos de temerlo».

No hay nada peor que no saber lo que está pasando, porque, evidentemente, algo pasa, pero no suele ser tu cuerpo el que está mal, sino tus circunstancias o las tentativas de soluciones del insomnio.

En realidad, el insomnio es la consecuencia de una opinión cerebral errónea. Por alguna razón errada, el cerebro opina que es demasiado peligroso dormirse. Pero no debería opinar (actuar) de ese modo. No tiene justificación ni aporta nada más que mortificación e invalidez.

El cerebro tiene esa particularidad. Los pulmones, el corazón, los riñones, etc. están sanos o enfermos, pero no se equivocan. No cabe la interpretación errónea en ellos. Pero el cerebro... el cerebro sí puede equivocarse.

El cerebro de alguien que no duerme bien está sensibilizado ante estímulos, agentes, estados y escenarios absolutamente inofensivos.

LA PRIMERA CRISIS

La conciencia de que algo no va bien cuando hablamos del sueño suele tardar un tiempo en llegar, pero aparece como una especie de «momento eureka». La primera noche que alguien duerme mal, suele observarlo como un fenómeno puntual y lo atribuye a alguna circunstancia: «Cené tarde, hacía mucho calor o frío, no tenía mi almohada...».

A medida que las noches complicadas se acumulan, una semilla empieza a crecer en nuestro interior hasta que finalmente lo verbalizamos: «Me cuesta dormir».

Es probable que, en ese momento, uno empiece a buscar información sobre cómo dormir mejor. De hecho, es una de las búsquedas más frecuentes en Google. Consultamos con nuestro médico y, a partir de ese momento, estamos en sus manos. Adquirimos, en algunos casos, una nueva categoría que nos define. Empezamos a ser «pacientes», con el inconveniente de que el enfoque más común para el abordaje de los problemas de salud actual es el del manejo de los síntomas: dolor > analgésico; fiebre > antipirético; inflamación > antiinflamatorio; insomnio > pastillas para dormir o conductas que me hagan dormir (hábitos de higiene de sueño, meditaciones...).

Los cambios de conducta solo son efectivos si realmente detrás del insomnio se esconde un consumo excesivo de alcohol o de café o cuando los hábitos de vida son nefastos. Pero, más allá de estas situaciones, este enfoque actual de síntoma > una pastilla no es ni curativo ni efectivo cuando hablamos de sueño.

Disponemos de mucho conocimiento sobre la fisiología del sueño y su papel fundamental para la salud corporal, sobre qué factores hormonales y neuronales inducen el sueño y las distintas fases por las que atraviesa a lo largo de la noche. Ahora bien, ignorar otros factores como el estado de alerta, el miedo a no dormir, la dependencia de terapias, la convicción de que tengo una patología grave, la incertidumbre o la desesperanza cuando proponemos una intervención es, en estos momentos, una verdadera irresponsabilidad.

Digamos que el problema sobreviene cuando nos encontramos en un punto en el cual el propio hecho de no dormir y el estrés que eso provoca acaban perpetuando el insomnio.

Vamos, que te entra la paranoia.

En estos casos, incorporar más estrategias y dar una sensación de falta de normalidad pueden formar más parte del problema que de la solución.

Forzar aquello que surge espontáneamente es la manera más eficaz de impedir que surja. Cuanto más luches, peor. No te puedes imaginar cuántas veces el mero hecho de entender que hay que dejar de luchar es suficiente. Déjame que te lo ilustre con un ejemplo personal. Mi perro Luis, un animal encantador y obediente, está tan acostumbrado a pasear suelto por la montaña que siempre que tenía que llevarlo atado a algún sitio se ponía muy nervioso. Yo tiraba de la correa para mantenerlo cerca de mis pies, lo que provocaba que él tirara a su vez hacia todos los lados. No conseguía relajarse y acababa fatigado.

Finalmente, consulté a un etólogo y me dio la solución: «Dale cuerda; cuanto más tires tú, más tirará él». Y así fue, tan sencillo como comprarle una correa más larga para que él no se sintiera agobiado, ¡y dejó de tirar!

Partiendo de esa base y con pequeños estímulos no basados en la fuerza, poco a poco fue acercándose él solo a mis pies. Salvando las distancias, este ejemplo nos ayuda a entender que el cerebro consigue la calma desde la calma y si tú lo estresas (tiras de él), él se estresará.

De modo que el primer paso para recuperar el sueño es dejar de intentar dormir.

A partir de ahora, y hasta nuevo aviso, el sueño deja de ser importante y nos vamos a centrar en descansar. No te podemos pedir que te duermas, pero sí que te tumbes a descansar.

EL INSOMNIO DE FUERA A DENTRO

Existe un proceso bastante común a la hora de cronificar el insomnio. Digamos que la situación empezaría por una alteración en la cantidad o calidad del sueño debido a factores externos. Es decir, algo en tu estilo de vida impacta en los mecanismos automáticos de generación del sueño y este se altera. Se trata de un insomnio esporádico que tiene que ver con múltiples factores como:

- Exceso de cafeína o alcohol
- Estrés
- Alteración de los ritmos circadianos / turnos de trabajo...
- Exceso de calor...

Con lo que ya has aprendido por ahora, es más fácil entender por qué este tipo de insomnio es menos preocupante. Tú y tu cerebro entendéis por qué ha ocurrido, sobrelleváis el día como mejor podéis y asumís que, cuando disminuya el calor, por ejemplo, volveréis a dormir como habéis hecho siempre.

EL INSOMNIO DE DENTRO A FUERA

Este insomnio es diferente. Los factores que provocan las malas noches se diluyen. El malestar empieza a ser más importante. Cada vez destinas más tiempo a reflexionar por qué te está ocurriendo esto y, sobre todo, aparece una emoción asociada: el miedo.

Sí, empieza a ser habitual que, al meterte en la cama y cerrar los ojos, esos momentos, que suelen durar de cinco a diez minutos, durante los cuales te preparas para soñar, estén invadidos por pensamientos de miedo. No en vano, lo primero que te preguntas al despertar es qué tal has dormido.

Cada vez que piensas que no vas a dormir, tu cuerpo reacciona, sientes ansiedad, palpitaciones; lo cual, a su vez, origina más pensamientos de miedo, y todo este conjunto de ingredientes da lugar a una amarga sopa: el insomnio de dentro a fuera. ¿Por qué se llama así? Porque lo desencadenan un pensamiento y una emoción que surgen cuando te acuestas y que, paulatinamente, van contaminando todo tu día.

Por tanto, para el primer tipo de insomnio, corregiremos los factores externos que impiden que se genere el sueño; pero, para el segundo tipo de insomnio, la clave es cambiar el foco: no debemos trabajar sobre el insomnio, sino sobre el miedo.

El proceso habitual es que se empiece por un insomnio de afuera a dentro y que, a medida que este no se solucione, evolucione a esta segunda versión, donde los factores desencadenantes son menos importantes y tu estado, a medida que se acerca la noche, lo es mucho más.

Por tanto, para poder abordar todo esto, es importante describir adecuadamente cómo se produce el sueño. Sin lugar a dudas, entenderlo te permitirá afrontar la solución desde un estado mucho más seguro.

EL SUEÑO ES UN PROCESO NATURAL

Técnicamente, la inducción del sueño en un momento determinado es causado por dos procesos: el ritmo circadiano, que nos indica el momento del día o de la noche en que nos encontramos; y el proceso homeostático, que nos informa sobre nuestro estado de fatiga interno.

Antes de contarte más, déjanos insistir de nuevo en que ambos procesos son inconscientes, igual que el hambre, la sed o las ganas de ir al baño: no se decide tener sueño, se tiene y ya está.

Créenos y anótate esta frase a fuego en tu memoria, es uno de los aspectos más importantes sobre los que orbita este libro. En el momento en que pretendas controlar y forzar algo que surge de manera espontánea lo estarás boicoteando, tal como veremos en el capítulo de las psicotrampas.

De hecho, muchas de las técnicas populares para dormir, como contar ovejas, son meras estrategias para que, en realidad, no pienses en dormir y permitas que aparezca el sueño. Ya hablaremos sobre estas técnicas más adelante.

Por ahora, sigamos con la comprensión de cómo el cuerpo induce el sueño. Gracias a este conocimiento, podrás crear las condiciones adecuadas para facilitar tu proceso.

El ritmo circadiano

El proceso circadiano es el encargado de identificar en qué momento del día o de la noche nos encontramos y si es un buen instante para dormir.

Todos los animales de la Tierra se han tenido que adaptar a vivir en un planeta que tiene de media doce horas de luz y doce de oscuridad.

Los humanos poseemos un reloj interno regulado, principalmente, por la presencia de luz u oscuridad, que nos indica cuándo es un buen momento para descansar. En nuestros ojos tenemos unos fotorreceptores llamados melanopsinas que conectan con una región cerebral (el núcleo supraquiasmático o NSQ, que viene a ser el principal reloj biológico de los mamíferos) e informan de cuándo hay luz para despertarnos u oscuridad para inducir el sueño.

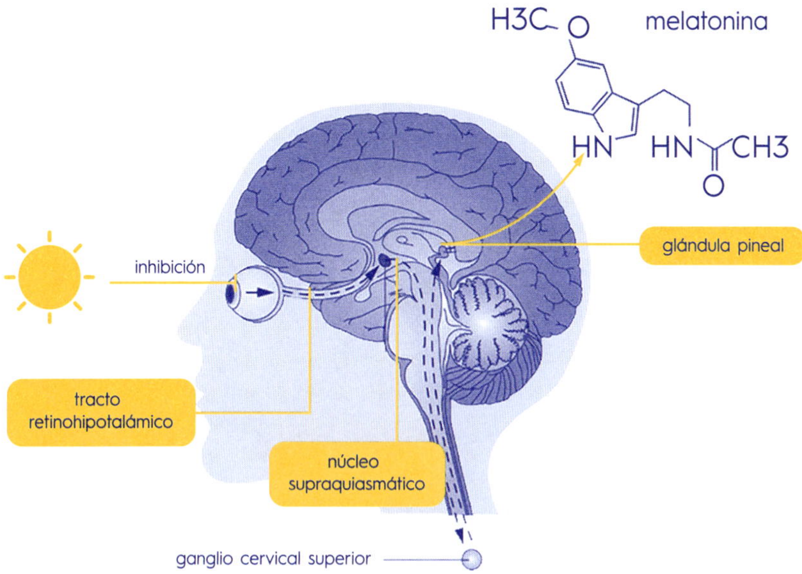

Cuando la luz va disminuyendo y las melanopsinas dejan de mandar la señal de luz intensa al cerebro, ese reloj biológico empieza a segregar una hormona fundamental para dormir: la melatonina.

La melatonina es una hormona importantísima para multitud de procesos vitales y es la principal vía de inducción de sueño cuando el sol se va.

Por desgracia, muchos de los hábitos que tenemos hoy en día no nos permiten mantener este ritmo natural:

- luz artificial
- tecnología
- trabajo por turnos
- alcohol
- pastillas para dormir
- viajes transoceánicos
- ritmo de vida

La presión homeostática

Aparte de saber si es un buen momento externo para dormir, el cuerpo debe conocer el nivel de cansancio acumulado, de lo cual, justamente, se encarga la segunda herramienta corporal para inducir el sueño: el proceso homeostático. Este empieza desde que nos despertamos, y cuanto más tiempo pasamos despiertos, más aumenta.

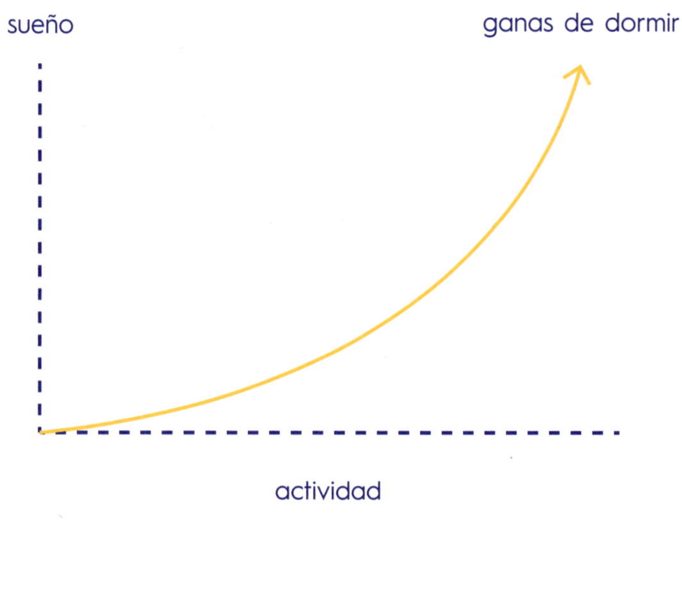

Este proceso comprende:

- **Componentes metabólicos**: es decir, marcadores de cómo han trabajado tus células durante el día.
- **Componentes inmunitarios**: que indican si tu cuerpo necesita entrar en reposo para defenderse y regenerarse de alguna enfermedad, bacteria o virus.
- **Componentes hormonales propios del sueño**: diferentes hormonas que se pueden asociar, entre otras funciones, con el ciclo de la vigilia y el sueño.

Hay varias hormonas relacionadas con la sensación de sueño. A continuación, enumeramos cada una de ellas explicándote su función y por qué son tan importantes para enseñarte cómo dormir mejor.

1. La adenosina

La adenosina es la hormona que nos indica el nivel de actividad acumulada por nuestras células. Es un claro ejemplo de cómo la biología es capaz de cruzar muchos sistemas distintos para regular nuestro comportamiento.

Para entender cómo funciona, tenemos que hacer un repaso de bioquímica básica, pero no te asustes, que te lo desmenuzamos con sencillez.

- Para hacer cualquier actividad celular necesitamos energía.
- Nuestras células generan esta energía «quemando», principalmente, carbohidratos y grasas, en un proceso llamado «respiración celular».
- En este proceso se genera nuestra «moneda energética», que es utilizada para realizar todas las funciones celulares.
- Nuestra moneda energética principal es una molécula llamada ATP.

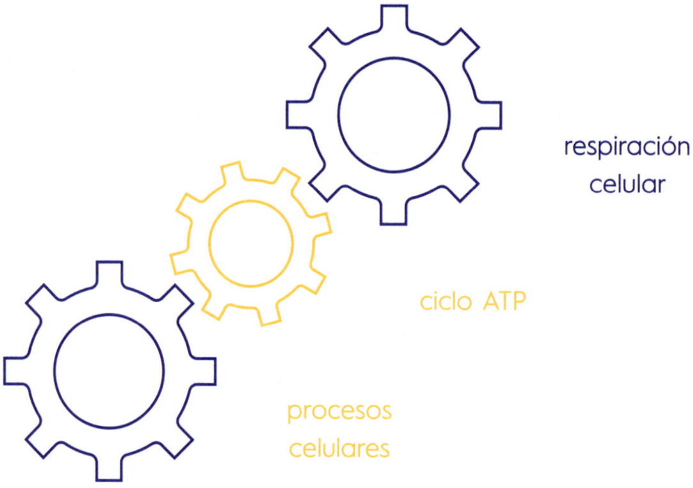

El ATP es una molécula compuesta de una adenosina y de tres grupos fosforilo que, al romperse, se transformarán en fosfatos. De ahí el nombre de «adenosina trifosfato», que también podemos escribir como «Ad-P-P~P», donde el símbolo ~ nos indica que este enlace tiene mucha energía.

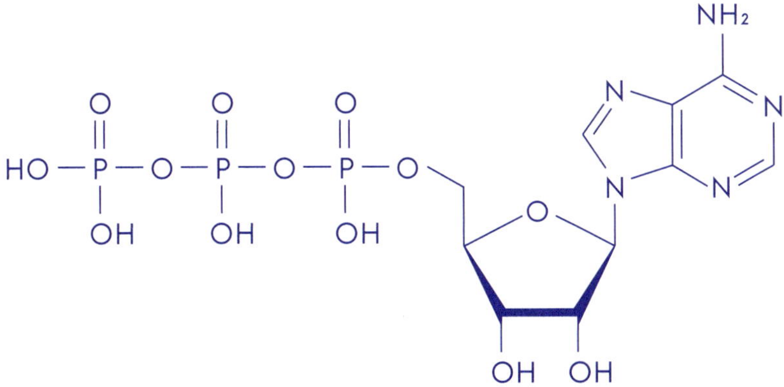

Para obtener energía, se rompe el enlace fosfato de alta energía y se genera ADP (adenosina-di-fosfato), que es utilizada en la respiración celular para generar ATP de nuevo.

Piensa que, en un día normal, tu cuerpo utilizará una cantidad de ATP equivalente a tu propio peso. O sea, que si pesas 70 kg, tu cuerpo generará y utilizará 70 kg de ATP. Increíble.

Pero no todo el ATP se recicla. Una parte termina como adenosina libre.

La cantidad de adenosina libre es proporcional a la cantidad de trabajo que hemos realizado y nos indica si necesitamos descansar.

Para crear esta señal, nuestras células excretan la adenosina libre fuera de la célula. A medida que se libera, la adenosina se va acumulando alrededor de la célula y se une a unos receptores específicos que generan la sensación de somnolencia.

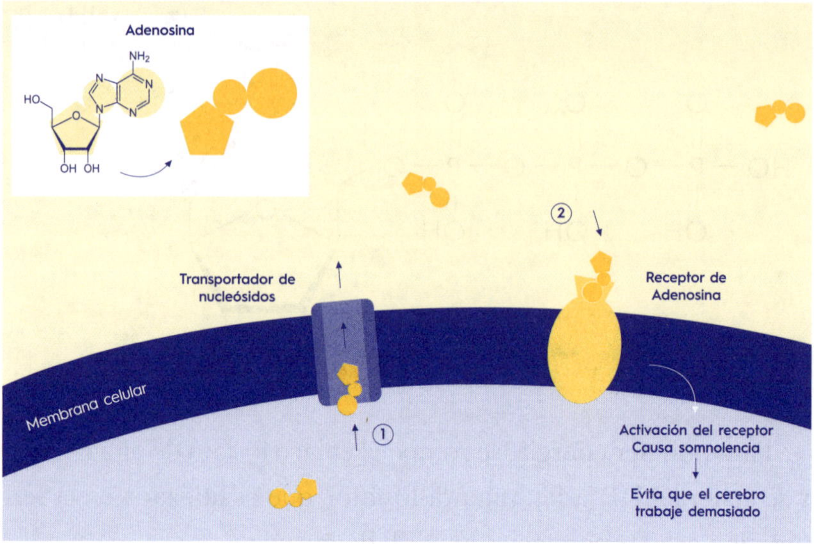

Una curiosidad: el subidón, o efecto activador, de la cafeína se debe a que es capaz de bloquear el receptor de adenosina de manera que no percibamos el agotamiento.

2. Óxido nítrico

Volvamos a la misma molécula de antes, el ATP.

Como hemos visto, cuando se desprende un fósforo obtenemos energía, pero, para reciclarlo, necesitamos también energía.

Esta energía la obtenemos, principalmente, de la combustión de la comida en presencia de oxígeno en la respiración celular. Cuando nuestras células necesitan más oxígeno, liberan óxido nítrico, que es un potente vasodilatador. El óxido nítrico también es una señal de cansancio y, además, ayuda a la liberación de la adenosina.

Estas dos moléculas (la adenosina y el óxido nítrico) nos permiten percibir el nivel de cansancio que acumulamos a lo largo del día.

3. Inmunomensajeros

Ante una agresión, estas sustancias indican al organismo que las defensas requieren más energía y, para ello, inducen somnolencia a fin de facilitar la disposición energética para el sistema inmunitario.

Seguro que has experimentado esa sensación de somnolencia constante propia de un resfriado, ¿no? Pues ahí lo tienes.

4. La ghrelina

Esta hormona se conoce principalmente por su función de abrir el apetito (orexigénica), pero también se encarga de mantenernos despiertos.

De hecho, las personas con dificultades en la liberación de esta hormona sufren narcolepsia. De ahí que, cada vez más, se deban tener presentes los sistemas de hambre y saciedad en los trastornos de sueño.

LA REGULACIÓN DEL SUEÑO

Por tanto, como ya sabes, tenemos dos sistemas principales inductores del sueño: el proceso circadiano y el proceso homeostático.

Lo lógico, y lo que ha pasado durante toda la historia de la humanidad, es que estos dos sistemas estén sincronizados.

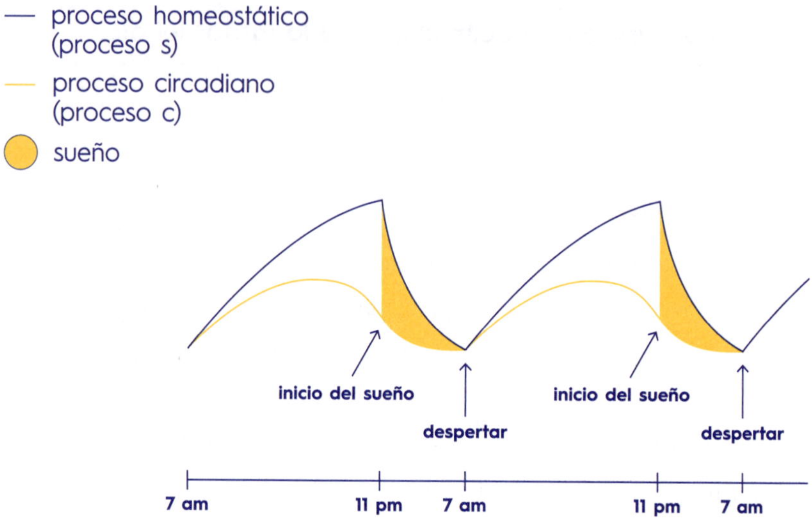

Lo que ha ocurrido durante la mayor parte de la historia de la humanidad es que nos levantemos por la mañana, el día transcurra y a medida que se acerca la noche vayamos acumulando el cansancio de todo el día y nos empiece a apetecer descansar. Cuando esto ocurre, tanto el proceso circadiano como el homeostático están sincronizados.

Veamos qué factores pueden desincronizar estos sistemas, impidiendo que nos durmamos cuando toca o provocando que tengamos un sueño de menor calidad.

CAPÍTULO 2: FACTORES QUE AFECTAN A NUESTRO SUEÑO

LA LUZ

La luz es la señal más potente para sincronizar tus relojes internos.

Cuando estamos al aire libre, obtenemos la dosis necesaria nada más despertarnos. Pero demasiadas personas del mundo actual no ven la luz del sol en ningún momento, pues toda su vida transcurre en el interior de su casa, el coche o la oficina. Una muy buena recomendación para mejorar tu calidad del sueño es que en la medida de lo posible te expongas a luz natural nada más despertarte.

comparación de la intensidad de la luz ambiental (en lumens por metro cuadrado o «lux»)

luz	**10.752**
nublado	**1.075**
iluminación de oficina	**500**
teatro	**150**
día muy oscuro	**108**
crepúsculo	**11**
noche (sin luz artificial)	**0-1**

En general, la intensidad de la luz al aire libre es de unos 10.000 lux, mientras que la de una casa muchas veces no llega a los 1.000 lux, es decir, diez veces menos. Esto provoca que, si no nos exponemos a la luz natural, al cerebro le cuesta mucho darse cuenta de que es de día y, por tanto, no activa completamente la maquinaria.

Plantéate que eso es lo que te está sucediendo si te resuenan frases como «Me cuesta arrancar», «Es imposible hablar conmigo hasta dos horas después de levantarme» o «Si no me tomo un café, no soy persona».

Es probable que, al levantarte, tu cerebro no se esté dando cuenta de que es de día.

Es también muy problemático exponerte a luz intensa por la noche hasta el punto de que a tu cerebro le puede costar comprender que es de noche y debe empezar a dormir. Los seres humanos somos especialmente sensibles a una longitud de onda conocida como luz azul. Este tipo de luz es altamente capaz de confundir a tu cerebro y hacerle creer que no es de noche. Esto se debe a que este tipo de luz aparece de manera natural sobre todo durante el mediodía e inicio de la tarde. El gran problema que tenemos actualmente es que la mayoría de dispositivos electrónicos, como ordenadores y teléfonos móviles, emiten este tipo de luz y si los usamos por la noche funcionan como un gran «insulto circadiano» (véase el capítulo 12).

Es muy bonito observar cómo los tonos más amarillos, anaranjados o rojos, que corresponderían al tipo de luz que emite el fuego, no confunden a nuestro cerebro ni afectan a la producción de melatonina.

EL ESTRÉS

Aquí lo vas a ver claro:

- El estrés es una respuesta corporal diseñada para afrontar los peligros del día.
- El sueño nos coloca en una situación de vulnerabilidad.
- Son estados antagonistas. No te dormirás si tu cerebro percibe que estás en peligro.

Aunque, ahora, el peligro es virtual («me enfadé con mi jefe», «mañana tengo una entrega»), tu cuerpo no lo sabe y produce las mismas sustancias que necesitaría para escapar de un león.

Te invito a superar el reto de dormirte con un león en la misma habitación.

De momento, simplemente quiero que seas consciente de que el estrés interfiere en tu capacidad de dormirte y de dormir bien.

Más adelante hablaremos sobre qué hacer para impedir que el estrés afecte al sueño con estrategias como la rutina presueño, donde te propondremos acciones concretas para conseguir el estado corporal adecuado para dormirse.

NO TENER HORARIOS ESTABLES

Si tus horarios a la hora de acostarte y levantarte no son estables —un día te vas a dormir a las 21 h y al día siguiente a medianoche; un día te levantas a las 5 de la mañana y otro día a las 10 h—, toda esta variabilidad tiende a confundir tu reloj biológico.

¿Alguna vez has oído a alguien decir que no usa alarmas para levantarse de la cama porque su cuerpo se despierta siempre a la misma hora? Esto sucede porque tiene un horario estable y su organismo anticipa las horas de vigilia y las horas de sueño.

Sin embargo, variar demasiado confunde el organismo.

Durante la fase de intervención inicial, en la que queremos que tu cuerpo recupere la capacidad de inducir el sueño, verás que resultará fundamental mantener unos horarios, sobre todo, la hora de despertarte por la mañana.

CENAR MUY TARDE

El reloj circadiano de nuestro cuerpo es algo que trasciende la noche y el hecho de irnos a dormir. Es nuestra manera de organizar cada una de las funciones corporales a lo largo de las veinticuatro horas del día.

Durante la mayor parte de la historia de la humanidad, aprovechábamos la luz del día para comer y, con la oscuridad, nos recogíamos. Comer cuando está oscuro manda un mensaje contradictorio a nuestro organismo (en cierta manera, es una señal de que es de día). Además, el cuerpo tendrá que improvisar, pues no tiene previsto destinar energía para digerir a estas horas, así que puede que no lo haga tan bien.

De hecho, se sabe que el mero hecho de restringir tu ventana de comida a las doce horas de luz te hace perder peso, independientemente de lo que comas, y aumenta la percepción de energía matutina.

Por último, comer tarde (sobre todo si nos pasamos de cantidad) incrementa mucho la posibilidad de sufrir reflujo gástrico por la presencia de ácidos en el estómago a causa de la digestión y la ausencia del factor gravedad al no estar de pie, sino tumbado en la cama, como han probado diversos estudios.

Como veremos en el capítulo siguiente, durante la noche, nuestro cuerpo, al no generar calorías con el propio movimiento corporal, destina recursos energéticos para mantener la temperatura de nuestro organismo. Esta inversión energética es importante para que el cerebro, ante la percepción de que se debe ahorrar energía, entre en sueño profundo. La temperatura, por tanto, cumple dos funciones: por un lado, es una señal circadiana de que se ha ido el sol y ha llegado la hora de dormir y, por otro, permite que nuestro sueño sea más profundo.

Conclusión

El reloj del cuerpo es un sistema antiguo y común a toda vida en la Tierra que para calibrarse se basa en la luz solar y la oscuridad, en los períodos de actividad y descanso, y en las ingestas.

Los avances contemporáneos han hecho posible extendernos más allá de las fronteras de las doce horas de luz, pero, como efecto colateral indeseado, nos hemos desvinculado del pulso fundamental de nuestro planeta.

Cuando nos encontramos aún en las primeras fases del insomnio y se trata de un insomnio de fuera a dentro, reconectarse es fácil: solo debes seguir estos cinco pasos para dormir mejor:

1. **Al levantarte... exponte a luz natural. Sería maravilloso si incluso puedes ver salir el sol.**
2. **Empieza el día con tranquilidad.** Antes de entrar en la vorágine del día a día, tómate tu tiempo. Respira, disfruta de la luz, lee el periódico...
3. **Elimina las pantallas por la noche.** La luz azul confunde a tu cerebro por la noche. Usa velas o bombillas rojas. También puedes ponerte unas gafas que filtren la luz azul.
4. **Mantén unos horarios medianamente fijos.** Incluso durante el fin de semana.
5. **Cena pronto.** Tres horas antes de ir a dormir es lo ideal.

Aun así, como ya hemos visto, cuando el insomnio avanza e impacta en nuestra vida, cuando el mayor problema es el miedo a no dormir más que el propio insomnio, ninguna de estas estrategias nos funcionará.

Y reiteramos: puede que el hecho de esforzarte para llevarlas a cabo sin resultados añada más frustración al proceso y también más desesperación, al entender que te estás esforzando, lo estás haciendo todo lo mejor que puedes y no mejoras.

Por eso, ya sabes, si tu insomnio es de dentro a fuera, ni se te ocurra dormirte, ni se te ocurra incorporar más cosas que hagan que el sueño esté todo el día presente en tu vida, convirtiéndose en el protagonista. Aún no es el momento, primero tenemos que mirar ese miedo a la cara, acogerlo, entenderlo y traspasarlo.

Todavía nos queda algo de teoría antes de empezar a caminar juntos el trayecto para generar el contexto adecuado con el fin de que tu sueño pueda empezar a expresarse.

CAPÍTULO 3: ARQUITECTURA DEL SUEÑO

Ahora que ya conoces cuáles son los dos procesos principales que inducen al sueño, toca aprender qué ocurre mientras dormimos.

Durante mucho tiempo, se creyó que dormir era como bajar una escalera hacia la cueva de los sueños, descendiendo de forma continua hasta las profundidades, en un proceso pasivo, con el único objetivo de conservar energía mientras la oscuridad nos envuelve y nos resulta más difícil realizar actividades. Actualmente, sabemos que el símil de la escalera no es acertado a la hora de hablar del sueño. Vamos a revisar todo lo que sucede mientras dormimos.

Por cierto, ¿te suena la sensación de haber dormido toda la noche, pero levantarte más cansado que cuando te acostaste? Estás a punto de saber por qué sucede y cómo evitarlo.

FASES DEL SUEÑO

El sueño está dividido en dos fases que se van alternando durante la noche en lo que conocemos como ciclos del sueño. Cada ciclo de sueño dura, aproximadamente, noventa minutos y, durante este ciclo, pasamos de estar profundamente dormidos a casi despertarnos. A lo largo de este proceso, distribuimos nuestra energía en los diferentes sistemas corporales, consolidamos las vivencias del día... y muchas cosas más.

Pero vayamos por partes.

Ciclos del sueño saludable

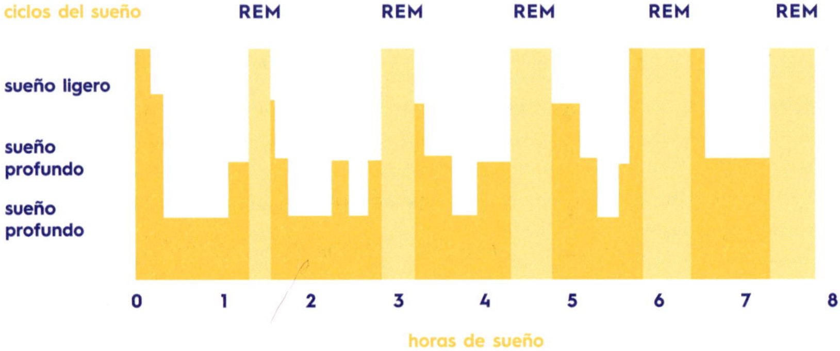

Las fases que conforman un ciclo son conocidas como No-REM y REM. Y entender bien cómo funcionan ambas te ayudará a recuperar un sueño saludable.

Fase No-REM

El sueño No-REM (NREM), también llamado sueño lento, es el tipo de sueño que todos nos imaginamos. Poco a poco nos vamos desconectando del mundo exterior mientras las funciones vitales se ralentizan y la musculatura se relaja. En este ciclo, se distinguen cuatro etapas:

- **La etapa 1**: dura entre uno y siete minutos. Entramos paulatinamente en el sueño y somos muy propensos a despertarnos con cualquier ruido. El latido cardiaco se ralentiza de manera ligera.
- **La etapa 2**: es una fase potente, aquella en la que nos vamos aislando del mundo exterior. Su duración podría extenderse hasta una hora. El tono muscular se hace algo más débil y se eleva el umbral de ruido necesario para despertarnos.
- **La etapa 3**: es corta y meramente de transición. Puede durar unos cinco minutos.
- **La etapa 4:** se corresponde al sueño más profundo, en el cual el cerebro está muy enlentecido. El tono muscular es débil y la frecuencia cardiaca y respiratoria disminuye. Esta etapa suele durar entre veinte y cuarenta minutos.

Durante la fase de sueño No-REM, el cerebro se va apagando y otros dos sistemas van recogiendo la energía que deja disponible. Estos dos sistemas son:

- el sistema inmunitario
- la termorregulación

La primera parte de la noche sirve para que el sistema inmunitario lleve a cabo sus funciones de protección y reparación.

¿Has notado que es habitual que la fiebre suba más por la noche? Pues esta es la explicación.

La otra actividad prioritaria que recibe un excedente energético es la termorregulación. Esto significa que, como animales endotermos, es decir, que mantenemos una temperatura estable y que utilizamos el calor generado internamente, necesitamos mantener una temperatura estable. Durante el día, la propia actividad muscular suele liberar el calor suficiente para obtener la temperatura deseada, pero durante esta fase de la noche, al no haber movimiento, requerimos de una inversión energética extra para no enfriarnos. Para asegurar la energía disponible para estos sistemas, entra en juego una hormona de la que hablamos antes: la melatonina.

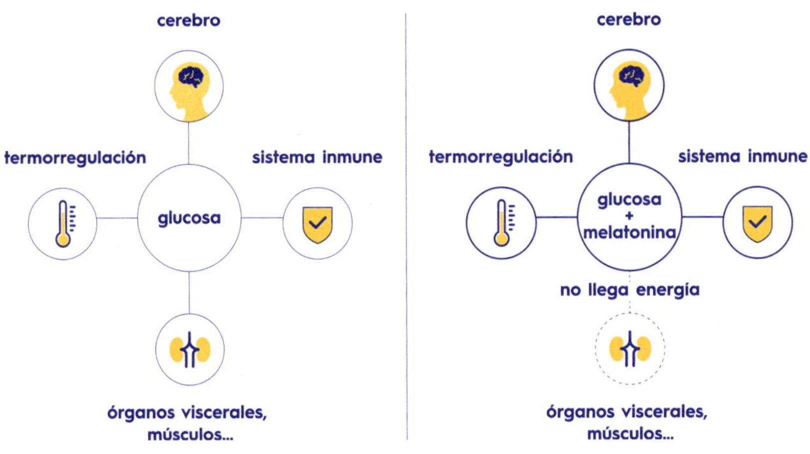

Una de las características de esta hormona, aparte de ser la reguladora del componente circadiano, es que produce resistencia a la insulina. Esto implica que, al ser menos sensibles a la insulina, no podremos llevar glucosa a los órganos viscerales y a la musculatura, y toda esa energía se destinará a termorregular y proteger tu organismo.

El funcionamiento es el siguiente: durante la fase No-REM la energía dirigida al cerebro disminuye y esa energía se distribuye hacia el sistema inmunitario y la termorregulación. El cerebro, ante esta disminución energética, ralentiza su actividad.

Pero ¡ojo al dato!, si la energía abunda porque cenamos tarde y con muchos carbohidratos —que son el alimento preferido del cerebro—, la temperatura es elevada y la termorregulación no requiere tanta energía o nuestro sistema inmunitario está suprimido (quizá por un estrés de larga duración), entonces el cerebro no percibe esta especie de déficit energético y no se inactiva completamente, lo que hará que pases la noche en duermevela. O sea, duermes, pero te enteras de todo lo que pasa y por la mañana no tienes la sensación de sentirte fresco y renovado.

Necesitamos generar las condiciones ambientales y metabólicas necesarias para que nuestro cerebro pueda descansar.

Fase REM

Una vez finalizada la etapa cuatro del sueño No-REM, volvemos a un estado cercano a la vigilia antes de alcanzar otra fase del sueño conocida como fase REM (por las siglas en inglés de *Rapid Eye Movement* o movimiento ocular rápido).

En esta fase ocurre justo lo contrario de lo que sucede durante la fase No-REM. El cerebro está activo y consume mucha energía. De ahí que a esta fase se la conozca también como el sueño paradójico.

Aquí es cuando nuestra mente nos suele llevar de viaje.

La mayoría de los sueños suceden en esta fase, por eso es el único momento durante el que desconectamos nuestra musculatura y de esta manera no movemos brazos y piernas mientras viajamos por el mundo de los sueños. Se cree que el sueño REM juega un papel de integración de los aspectos emocionales del día y es donde suelen aparecer soluciones creativas a los problemas. A su vez, es el momento en el que se consolidan los aprendizajes y se integran las vivencias del día.

Esta fase se inicia al terminar la fase No-REM y ocupa aproximadamente el 20 por ciento del tiempo total del sueño en el adulto, aunque varía con la edad, siendo mayor en los niños.

Durante esta fase se producen movimientos en los ojos de manera muy rápida (de ahí el nombre) y el tono muscular está reducido a su mínima expresión. El cerebro vuelve a tomar posesión de la energía disponible porque aumenta mucho su actividad y se pone en alerta. En contrapartida, el sistema inmunitario y la termorregulación, al recibir menos energía, disminuyen su actividad. Este factor es importante porque, mientras estás en la fase No-REM, el cuerpo se mantiene caliente; sin embargo, en la fase REM, el cuerpo reduce su temperatura notablemente.

Durante la fase REM, nos arrepentimos de habernos ido a dormir sin una mantita o una camiseta, porque nos coge frío; además, puesto que el sistema inmunitario no es el actor protagonista, acaba convirtiéndose en el típico golpe de frío que nos provoca un resfriado.

Digamos que durante la fase No-REM nos pican los mosquitos y durante la REM nos despierta el picor. Durante la fase REM nuestro cerebro está activo y aspectos como el ruido o la temperatura pueden despertarnos.

En definitiva, durante el sueño, la energía transita entre el sistema inmunitario y el mantenimiento de la temperatura sin movimiento (fase No-REM) y la actividad cerebral (fase REM).

Cada ciclo de sueño (fase REM y fase No-REM) acostumbra a durar unos noventa minutos, así que, si queremos respetar el cumplimiento de cada uno de los ciclos y despertarnos cuando nuestro cerebro está más preparado para ello, la mejor estrategia es contar para atrás en ciclos de noventa minutos desde la hora que debes poner el despertador.

Si te despiertas a las 8 h de la mañana, por ejemplo, deberías acostarte a las 23 h (y dormir nueve horas), a las 0.30 (y dormir siete horas y media) o incluso a las 2 h (y dormir seis horas). En capítulos posteriores, profundizaremos en cómo calcular tus horas de sueño.

CAPÍTULO 4: INSTRUCCIONES PARA CRONIFICAR EL INSOMNIO

Os vamos a contar la historia de Julio y de cómo pasó de una mala noche a sufrir insomnio prolongado:

> Julio se despierta en mitad de la noche de modo inexplicable, mira el reloj y ve que son las tres de la madrugada. Sin darle importancia, vuelve a dormirse hasta la mañana siguiente. Desarrolla su jornada habitual sin recordar el episodio.
>
> La noche siguiente vuelve a despertarse a la misma hora, quizá por el hábito que inició ayer, y esta vez recuerda su despertar de la noche anterior y, en algún punto de su conciencia, los enlaza. Hoy, oye con mayor nitidez el segundero del reloj y se duerme pasados unos minutos.
>
> Al despertar a la mañana siguiente, tiene un vago recuerdo de su episodio insomne y afronta el día con la sensación anotada en su mente. Es como un punto de color sobre la superficie nevada de su pantalla imaginaria. Mira el reloj, pero le parece un artefacto menos inofensivo que la noche anterior.
>
> Esta vez, al atardecer, el punto de color adquiere intensidad, como si fuera un aviso. Esa noche el insomnio dura alrededor de una hora y, al día siguiente, está cansado. Comienza a esperar a que le pase esto y, por otro lado, inicia una ronda de hipótesis sobre la causa del desarreglo.

Piensa que le ocurre algo, quizá sea alguna patología que le dificulta seguir con su vida normal.

Con cada hipótesis acordona una zona de sospechas, marca fronteras que delimitan elementos amigos y enemigos para el sueño. Y, sobre todo, comienza a temer el insomnio durante el día. Al principio, era a última hora de la tarde, después, tras la comida y, últimamente, desde que se despierta extenuado.

Pone toda su atención en torno a este problema, e incluso llega a olvidar otras actividades que antes le producían satisfacción. Poco a poco, abandona acciones superfluas y se dedica a resistir el día. No logra relajarse y, cuando lo consigue, experimenta un aviso de que no abandone la alerta. Como en el orfanato, donde aprendió que estar en calma era peligroso al estar desprevenido ante el ataque de un depredador.

Ya le parece sentir la presencia del reloj durante el día. Antes, solo era el sonido del tictac, ahora también es la imagen de la esfera, los números y las agujas. No se había dado cuenta hasta ahora de que la campana del despertador es mucho más grande de lo que le parecía.

Inicia una serie de soluciones como quedarse muy quieto en la cama, concentrarse en el sueño, contar ovejitas, acostarse más tarde, ver la tele, tomar alguna copa de licor para relajarse o un vaso de leche caliente... Cada vez es peor. Cuanta más fuerza de voluntad aplica a su deseo de dormir, menos lo consigue. A veces llega a ver todas las horas del reloj durante la noche.

Necesita consultar con algún especialista o con más de uno y se pone a ello. Los tratamientos son complejos y, de algún modo, le recuerdan que hay que ayudarlo porque él solo no puede conseguirlo. En definitiva, tiene un síndrome que lo inhabilita. Así que pregunta a los profesionales por qué él no puede dormir como cualquier otra persona. Ahora ya depende más del azar y de que los tratamientos especializados hagan efecto.[1]

Como ves, seguimos dándole vueltas a una misma idea. Una de las dificultades que solemos añadir a las que normalmente la vida ya trae de por sí consiste en querer controlar racionalmente funciones vitales que son ajenas a nuestra voluntad.

Multitud de procesos naturales como el movimiento diario del planeta al girar sobre sí mismo o la travesía anual que realiza alrededor del sol transcurren sin que nosotros hagamos nada al respecto. Al igual que las mareas, las horas de luz o de oscuridad del día ocurren al margen de que a ti te apetezca o no. Como casi todo en esta vida, que sucede fuera del radar de tu conciencia. ¿O tú tienes que intervenir para que se den fenómenos como la respiración, el ritmo cardiaco, la digestión o la sensación de hambre y sueño, por ejemplo? No, todo funciona como un mecanismo asombrosamente milagroso. Incluso puede ocurrir que, si intervienes conscientemente en uno de esos mecanismos inconscientes, entorpezcas alguna acción que fluiría bien sin pensarla. Por ejemplo, tratar de recordar, pensándolo, cómo se mantiene el equilibrio sobre una bicicleta puede llegar a hacerte caer. O intentar recordar algo que no te viene a la memoria haciendo un esfuerzo consciente puede retrasarlo más, en lugar de dejar que simplemente ocurra.

Te suena, ¿verdad? Pues toma nota y no olvides las sabias palabras de Milton Erickson: «Para aprender, es preciso olvidar».

1. Bernardo Ortín, *Los niños invisibles. Historias ilustradas*, Sevilla, Editorial Jot Down, 2018, págs. 39 a 43.

DE LA ADVERSIDAD A LA CONSTRUCCIÓN DEL SÍNTOMA

¿Qué hace que el insomnio se convierta en un problema o incluso en un síntoma? Vamos a profundizar en los mecanismos mentales que se dan para que un hecho casual, una adversidad, acabe convirtiéndose en un problema molesto como una piedra en un zapato o, peor aún, provocando somatización.

El proceso suele ser el siguiente:

- Sentimos que algo que está pasando no queremos que ocurra.
- Observamos que se repite imprevisiblemente sin un patrón aparente, pero no cambia ni mejora.
- Sentimos que el insomnio está fuera de nuestro control, que, simplemente, él decide cuándo nos ataca.

Para empeorar el problema basta con que las personas a las que pides ayuda y, sobre todo, tú mismo, le deis un nombre y empecéis a analizar las posibles causas de todo lo que pasa de una manera reiterativa e insistente. La parte positiva es que, por lógica, la seguridad de que no toda tu vida has padecido insomnio permite que tengas la convicción de que de alguna manera mejorarás, aunque haya algo que se te escapa todavía.

Indicaciones para cronificar el insomnio

Existen ciertos mecanismos mentales que, sin duda, van haciendo que el insomnio sea cada vez más alarmante y ocupe mucho, demasiado, espacio en tu vida.

Son preguntas trampa que conectan el insomnio con sufrimientos universales. Preguntas del estilo:

¿Por qué a mí? ¿Qué he hecho yo para merecer este desvelo?
Detrás de esta pregunta se esconde una sensación de culpa, de que estás haciendo algo mal o de que es un castigo por cualquier otra cosa que hayas hecho. Mediante el acceso a la culpa, tu cerebro aumenta la búsqueda alarmante de por qué sufres ese insomnio o incluso justifica los síntomas por los cuales crees que te lo mereces (que, a menos que seas un psicópata homicida, podemos asegurarte que no).

La culpa es tormentosa porque está en la base de muchos conflictos, somos capaces incluso de sentirnos culpables por cosas que nos pasan involuntariamente. No habrás sentido culpa o vergüenza por no ser capaz de resolver tus dificultades con el sueño, ¿verdad? Si es así, libérate de esa sensación YA.

¿Qué pensará la gente sobre este problema que tengo? Los vecinos, colegas del trabajo, amigos y familiares... ¿pensarán que estoy loco?
Pues mira, te tiene que importar poco. Pero esta pregunta conecta con tu miedo a ser juzgado o excluido y, sin duda, aumenta también la percepción de que lo que rodea al sueño es peligroso.

Aquí se inicia la falta de control sobre el problema, así que olvídate de lo que piensen los demás, ¿te pagan ellos por existir o para que duermas? No, ¿verdad? Pues entonces, da igual lo que opinen.

¿Cómo podría empeorar?

Fantasear con desgracias mayores o inclusive con la muerte es la mejor manera de generar obsesiones. Empiezo a pensar que probablemente no duermo porque tengo algo grave que me lo impide, un tumor, una enfermedad rara... y ya la he pifiado del todo.

Las respuestas a cada una de las anteriores cuestiones, o combinadas en distintas series, suelen dar paso a pensamientos más dramáticos. No en vano, en las largas noches de insomnio, hay gente que llega a la conclusión de que le quedan pocos años de vida. Y eso nada tiene que ver. Se llama hipocondría y eso ya es otro problema muy distinto al insomnio.

Por tanto, si deseas consolidar tu mala relación con el sueño, sigue las siguientes instrucciones:

- Céntrate en la falta de sueño y pasa por alto lo que ocurre de modo distinto y, por supuesto, no prestes atención a ninguna mejoría.
- No te alegres por pequeños éxitos en otras esferas de tu vida, estás demasiado preocupado por el insomnio y eso es lo más significativo ahora mismo. Concéntrate en sufrir. Ser feliz no importa.

- Percíbete a ti mismo como víctima pasiva que está padeciendo un castigo. Autoflagélate si hace falta.
- Busca constantemente causas en el pasado que están fuera de tu control: padres autoritarios o excesivamente consentidores o, por el contrario, ausentes; maestros represores o desinteresados en tu formación; sistema político autoritario o cruelmente desatento con los ciudadanos; malas amistades y nefastas influencias en la formación de sus valores y carácter... O sea, todo tipo de razones que expliquen la actual situación, aunque sea parcial y subjetivamente.
- En definitiva, convierte tu pasado en tu destino. La idea para que triunfes cronificando tu insomnio es concebir tu biografía como un conjunto de carencias de tu pasado y sin futuro.
- Y, ante todo, procúrate un buen diagnóstico estático que, en primera instancia, pueda quitarte la incertidumbre pero que cristalice tu situación y la transforme en una patología. Algunos ejemplos pueden ser: insomnio crónico, insomnio secundario a una depresión, insomnio grave de conciliación con matices mixtos... Si puedes obtener el diagnóstico en latín mucho mejor, eso lo convertirá en algo más respetable y atemporal.

Ejercicios

- ¿Reconoces alguna indicación de las descritas en tu modo de construir tu insomnio?
- ¿Crees que falta alguna que tú utilices?
- ¿Tienes claro que todo esto sobra en tu vida?

CAPÍTULO 5: EL ORIGEN DE TODO: LOS DISTINTOS TIPOS DE INTELIGENCIA Y MODOS DE CONSTRUCCIÓN DE PROBLEMAS

LOS DISTINTOS TIPOS DE INTELIGENCIA

La manera como interpretamos el mundo está detrás de muchas de nuestras respuestas emocionales y de nuestra sensación de alarma o paz. Quizá has notado que en ciertas situaciones las personas de tu alrededor no reaccionan igual que tú. Un mismo suceso algunos lo ven como algo desastroso, otros como algo interesante y otros ni siquiera se dan cuenta de que ha ocurrido.

Te pondremos un ejemplo simple. Vas paseando por la calle y aparece un perro. Ante este hecho existen respuestas tan variadas como personas: a algunas les dará seguridad y ternura ver un animal de compañía, otras se asustarán porque no saben de qué tipo de perro se trata, otras mirarán si el dueño es de los que recoge la caca o no, a otras les abrumará un recuerdo de su propia mascota... Ves por dónde vamos, ¿no?

¿Y qué tiene que ver esto con el insomnio? Pues mucho, la verdad. En el insomnio de dentro a fuera, entender cómo construimos la dificultad, qué procesos mentales llevamos a cabo y cómo se dibuja nuestro mapa del mundo resulta, en sí mismo, curativo.

Y, a la vez, es importante para dirigir mejor las indicaciones de solución que te propondremos.

Así que hemos preparado para ti un capítulo donde introducimos los mecanismos que operan a la hora de construir nuestra realidad. Se trata de una combinación de la información obtenida a través de diferentes tipos de inteligencias, que nosotros te presentamos como sensorial, emocional, racional, exploratoria y de conexión a campo. Estas inteligencias, además, gobiernan nuestros sueños.

Entender estas inteligencias ha supuesto también un cambio de paradigma en la enseñanza, donde el recurso pedagógico más implantado y que mejor fama ha tenido siempre es la memoria. Los estudiantes mejor valorados son los que recuerdan datos, fechas, títulos y autores. Sin embargo, no todas las personas aprenden del mismo modo, como bien sabrás desde tu más tierna infancia. Hay personas que enfocan su atención en las imágenes que les sugiere el conocimiento. Otras, si no se emocionan con lo que están conociendo, se desmotivan y no logran aprenderlo. Otras personas, sin embargo, lo que quieren saber es para qué les servirá ese nuevo conocimiento y cómo pueden practicarlo en su vida cotidiana.

Así que, sin más dilación, te presentamos las inteligencias esenciales y cómo participan en tu construcción de la realidad despierta y onírica.

Sensorial

> Nada puede llegar a pensarse si no ha pasado previamente por los sentidos.
>
> ARISTÓTELES

En la antigua Babilonia, no existía la palabra *leer*. Lo que se le decía al aprendiz era: «Mira esa tablilla o escucha lo que te dice esa tablilla». O sea, nos acercamos a la realidad mediante la información que aportan los sentidos. La realidad es lo que veo, oigo, siento, huelo o saboreo. Recuerdo cuando mi hija era muy pequeña y un día dijo: «Este olor es como una amiga mía del cole».

En definitiva, la experiencia sensorial del mundo está llena de memorias perceptivas que beben de los sentidos.

La historia onírica se basa en el conjunto de imágenes y sonidos del relato. También las sensaciones corporales, el olor y sabor de los lugares y las personas.

Emocional

La palabra «emoción» viene etimológicamente de *emovere*: mover. Porque moverte es la primera reacción que vas a tener ante una amenaza de la vida, y eso es gracias a la inteligencia emocional.

Sin emociones no podríamos construir ideas ni movilizarnos a la acción. Las emociones tienen un reflejo fisiológico y corporal inmediato más eficiente que el razonamiento lógico, cuando tienes que responder con rapidez a un estímulo: es decir, si te piensas mucho si hablar con el león o salir corriendo como te pide el cuerpo, es muy posible que no lo cuentes.[2]

La rabia empuja la sangre a las manos y los pies para disponer de la fuerza necesaria para enfrentarse al enemigo o iniciar la huida. Con el miedo, la sangre se retira del rostro empalideciéndolo y provocando esa sensación de «quedarse frío». Por contra, fluye hacia la musculatura esquelética larga de las piernas, para que puedas salir por patas, literalmente. Aunque también hay que reconocer que la paralización propia del miedo ayuda a permanecer invisible y, así, poder ocultarse del enemigo.

El amor y la satisfacción sexual activan el sistema nervioso parasimpático, liberando una respuesta de relajación que predispone todo el cuerpo a un estado de calma y bienestar que orienta a proseguir la vida y la de nuestros descendientes. Si no, ¿por qué la concepción de la vida está unida a una de las mayores sensaciones de satisfacción que podemos experimentar y a la que llamamos orgasmo? Porque te anima a practicar, aunque no estés en plena ovulación para fecundar.

En otro orden de emociones, el arqueo de las cejas cuando sentimos sorpresa aumenta el campo visual y permite que penetre más luz en la retina, lo cual nos proporciona más información sobre lo inesperado y nos previene de eventuales amenazas.

---

2. Daniel Goleman, *Inteligencia emocional*, Barcelona, Kairós, 1996, págs. 26 y ss.

La sensación de desagrado y el gesto que lo expresa transmite el mensaje de que algo resulta literal o metafóricamente repulsivo para el gusto o para el olfato.

Te encantará saber que la expresión facial de disgusto —ladeando el labio superior y frunciendo ligeramente la nariz— sugiere, como observaba Darwin, un intento originario de cerrar las fosas nasales para evitar un olor nauseabundo.

La tristeza provoca la disminución de la energía y del entusiasmo por la vida cotidiana, ralentiza el metabolismo corporal y aumenta la introspección, algo muy conveniente para valorar las consecuencias de lo ocurrido y la toma de decisiones que ayuden a abordar los cambios necesarios para en el futuro prevenir dicha tristeza y sus causas.

El hecho de que el sujeto triste *lama las heridas en su cueva* le pone a salvo de posibles ataques en esos momentos de fragilidad. Sobre todo, porque no se expone a otros sujetos o daños añadidos.

Esta inteligencia aporta las emociones sentidas durante el sueño. En ocasiones, las emociones que soñamos son extrañas. A veces soñamos cosas alegres o banales y lo experimentamos con emociones de angustia o terror. Por el contrario, podemos soñar acontecimientos terribles, pero la emoción que experimentamos en el sueño es de pacífica relajación. Esto tiene que ver con la interpretación de los sueños que veremos más adelante.

Racional

No hay nada más práctico que una buena teoría.

Immanuel Kant

Necesitamos una inteligencia que elabore razonamientos acerca de lo que nos ocurre. Si me levanté mal esta mañana, pensaré cosas como: «¿Qué hice ayer? ¿Qué cené?». La encargada de esta tarea es la inteligencia racional. Las preguntas favoritas de la mente racional son: «¿Por qué ocurre esto?» y «¿Con qué más tiene que ver?». Entender, comprender, saber, poderte explicar las razones.

En el sueño, la inteligencia racional es la encargada de narrar los pensamientos del soñante y de las personas que aparecen en el sueño. En ocasiones, aparecen como textos literales y, en otras, el sueño captura mensajes que no se dijeron en estado de vigilia. Se trataría de lo que el soñante piensa que tenía que haber dicho, pero no pudo, por dificultades vinculadas con su seguridad o su integridad.

Exploratoria

La mente olvida, pero el cuerpo recuerda.

WILHELM REICH

Muchas veces, comprendemos algo a base de practicarlo. La inteligencia exploratoria está enfocada a la acción y a la ejecución de tareas.

Un ejemplo de lo que estamos diciendo podría ser aprender a cocinar. En vez de memorizar la receta, parece más idóneo cocinar el guiso. La mente exploratoria posibilita aprender mediante la acción y la implicación del cuerpo. Todo aquello que se aprende involucrando el movimiento corporal se convierte en inolvidable, como ir en bicicleta o teclear un ordenador.

La mente exploratoria aporta a los sueños lo que el soñante hizo y también lo que no pudo hacer, aunque lo deseara. El sueño muestra propuestas de acción y alternativas de comportamiento que puede realizar en situaciones similares en el futuro. Ya que la vida primero es imaginada[3] y después experimentada.

3. Bernardo Ortín, *La vida es imaginada*, Sevilla, Jot Down, 2013. El libro relata los cambios en el pensamiento sensorial que el ser humano tuvo que hacer para transitar desde la Edad Media a la Modernidad.

De conexión a campo

> Lo que da sentido a un comportamiento y lo convierte en sagrado es la relación que mantiene con el contexto al que está vinculado.
>
> Cuando la acción se desconecta del entorno que le da significado, se convierte en adicción. Esto explica un tipo de inteligencia llamado mente de conexión a campo.
>
> RUPERT SHELDRAKE

Pintores y escritores acuden a los lugares donde desean recrear su obra. Viajan a escenarios sobre los que pintarán o escribirán. Actrices y actores de teatro utilizan la memoria de conexión a campo cuando se suben al escenario y, si se han estudiado previamente el papel, logran recitarlo en escena. Es la conexión con el escenario lo que les facilita la fluidez del texto. El ritual de contacto con contextos determinados facilita que la información fluya mejor.

Esta inteligencia se activa cuando visitamos el escenario que da significado a nuestro pensamiento. Por tanto, emerge cuando estamos conectados a un contexto significativo para nuestra vida.

Cuando afirmamos cosas como «me voy a la montaña a relajarme», estamos empleando la mente de conexión a campo, es decir, las sensaciones que nos aporta ese escenario vital de la naturaleza.

El pensamiento de conexión a campo incorpora al sueño los lugares en los que se vivencia la historia. Lugares que a veces se mezclan entre sí, a partir de la información del sueño. Por ejemplo, a veces el sueño comienza en la cocina de la casa actual del soñante y, al abrir la puerta de la estancia, se encuentra en el jardín de la casa de sus abuelos.

PATRONES GENERALES DE CONSTRUCCIÓN DE DIFICULTADES

Normalmente, los tipos de inteligencia descritos trabajan en la misma dirección. Pedalean juntos y, entonces, nuestra eficiencia alcanza un desarrollo óptimo.

En este sentido, hacemos lo que sentimos, pensamos racionalmente lo que tenemos que hacer y nos imaginamos haciéndolo en los contextos que consideramos adecuados. Todas nuestras inteligencias colaboran en conseguir nuestros objetivos. Sin embargo, en otras ocasiones se enfrentan entre sí y eso nos hace perder eficiencia.

Son momentos en los que hacemos una cosa, pero sentimos la contraria. O tenemos una idea, pero nunca la ejecutamos. O planificamos algo y, al llegar al lugar en el que teníamos que realizarlo, hacemos lo contrario o algo bien distinto. O nos alegramos de haber ido a un lugar que hace un rato nos daba pereza visitar.

Así, existen tres modos generales de construcción de problemas y vamos a describir cuáles son y cómo operan para ver cuál puede ser el que esté pilotando tu nave hacia la falta de sueño:

1. Evitación obsesiva de situaciones de riesgo

Es lógico que queramos evitar situaciones que nos generan peligro. No obstante, afrontar situaciones difíciles también nos hace ser más competentes en la vida.

Si nunca encaráramos ningún peligro, no nos prepararíamos para la existencia. De hecho, crecemos cuando hacemos frente a problemas que tiempo atrás no hubiéramos sido capaces de afrontar.

En ocasiones, la evitación se convierte en una actitud obsesiva, lo cual limita poderosamente nuestras posibilidades.

Cuando soñamos con lugares que nos producen temor, la mente nos quiere avisar de ese riesgo, pero a la vez nos invita a que lo afrontemos.[4] Por ejemplo, sueñas que vuelves a la escuela y haces un examen que te horrorizaba. La mente te invita aquí a volver a experimentar lo que te dio miedo en el pasado, pero con las herramientas que ahora posees.

La aparición de fantasmas en los sueños suele tener esta función: recordarte que tienes algo pendiente, pero también que ahora dispones de más recursos. O bien ser los portadores de los mensajes que en el pasado nos negamos a recibir.

---

4. Bernardo Ortín, «Alba y la geografía del miedo», *Los niños invisibles. Historias ilustradas,* Sevilla, Jot Down, 2018, págs. 51 y ss.

Cuando soñamos con lugares o situaciones que quisimos evitar, estos suelen ir acompañados de sensaciones de miedo, porque ese lugar contiene el temor que no queremos reconocer. Aunque, paradójicamente, el sueño retrotrae lo evitado para que le demos una solución. Puedes quedarte con ganas de decirle algo a alguien en una situación y que, en el sueño, te vuelva la imagen para que entiendas que se ha quedado ahí pendiente. Esta circunstancia te puede servir para analizar cómo te has sentido y explicárselo después a esa persona, con la excusa de que el subconsciente ha hablado por ti.

2. Demanda de seguridad y protección

Pedir apoyo es algo bueno y natural, solo que hay personas a las que eso les parece invalidante. El problema es que, cuando pedimos protección sistemáticamente y más allá de lo razonable, recibimos un mensaje doble:

- El primero es: *Te ayudo porque te quiero.*
- El segundo es: *Te ayudo porque tú no puedes afrontar este problema.*

En consecuencia, si pides ser asistido sistemáticamente para que te ayuden a dormir, instalarás en la mente la idea del insomnio. Si tomas esta inercia sin experimentar tu propia autonomía en la gestión de tus problemas, crecerá la percepción de tu propia incapacidad. [5]

5. Bert Hellinger, *Reconocer lo que es*, Barcelona, Editorial Herder, 2000.

3. Control racional sobre reacciones fisiológicas

A veces, decimos: «Tengo hambre, pero ¡no es posible porque ahora no son horas de comer!».

Mi abuela decía: «Quien come a las horas caga relojes».

También ocurre con sensaciones de miedo que te lanza el cuerpo en situaciones peligrosas. Pero las rechazas, porque eres adulto y no debes tener miedo de eso. O cuando te empeñas en tener sueño cuando es el horario adecuado para dormir.

Todos ellos son intentonas de control mental sobre procesos que vuelan bajo el radar de la conciencia, como es el caso del sueño, lo cual crea conflictos considerables, como estamos viendo. Te propongo un ejercicio para que lo entiendas mejor.

Ejercicio

Piensa en cuál es tu modo usual de construir dificultades.

Puede ser uno de los descritos aquí u otro distinto. Es importante conocer tu propia estrategia inconsciente para construir tus propios problemas, ya que puede orientar la intuición acerca de cómo superarlos. Que es lo que vamos a tratar de averiguar aquí con tu insomnio.

CAPÍTULO 6: LAS PSICOTRAMPAS DEL SUEÑO

Ahora que ya has aprendido cómo se transita de una noche en vela a no poder dormir de forma crónica y que has podido identificar cuáles son los tipos de inteligencia y patrones de construcción de dificultades que predominan en ti, queremos ayudarte a identificar las psicotrampas que te monta tu cerebro.

Cuando nuestra mente exploratoria y activa tiene comportamientos contrarios a lo que sentimos, o cuando nuestra parte racional nos indica un camino y nuestra mente emocional siente algo distinto o contrario, significa que nuestras distintas inteligencias dejan de colaborar y entran en conflicto.

Entonces experimentamos paradojas o psicotrampas que perturban nuestra satisfacción vital y pueden afectar a nuestro sueño. Veamos algunas de ellas porque es esencial que las entiendas, las desnudes y luego puedas aplicar el plan de recuperar el sueño que te proponemos con mayor facilidad.

QUERER DORMIR A TODA COSTA

«Debería dormir ahora mismo, ya que es hora de hacerlo. Además, mañana tengo que madrugar y necesito sacar mis horas de sueño».

Esta psicotrampa resume una de las ideas generales del libro. Decirte a ti mismo «Tengo que dormir» es una manera de intentar hacer conscientemente algo que sale solo. Es como decir «Tengo que hacer caca ya». Es probable que no te salga.

Querer dormir o desear tener hambre porque es la hora de hacerlo, tener pareja porque ya es edad de tenerla, querer *querer* o desear lo que *debes* desear según el grupo cultural o clase a la que perteneces... Todos ellos son modos de autoobligarte a lo supuestamente correcto y, en definitiva, te conducen a bloquear lo que deseas de verdad.[6]

Ejercicio

A continuación, te sugiero un ejercicio. Es una propuesta aparentemente contradictoria que, al final, verás que tiene alguna ventaja.

Se trata de programar un insomnio. De modo que, si nos obligamos a no dormir, como es algo que habría de ocurrir espontáneamente, al *querer* que ocurra, evitamos que aparezca.

Se trataría de intentar no dormir, acostado o incluso sentado frente a tu cama, con la condición de no hacer ninguna otra actividad interesante como leer, escuchar música o ver una película.

Simplemente, quédate ahí contemplando las moscas pasar. Y a ver qué pasa.

6. Paul Watzlawick, *El arte de amargarse la vida*, Barcelona, Editorial Herder, 1995.

ANTE TODO: SER MUY POSITIVO

¿A que tú no te animas cuando te piden que lo hagas? Venga, anímate, que tú puedes... Pues no, lo más probable es que, con unas expectativas excesivamente positivas y desajustadas de la realidad, te acabes frustrando si no logras el objetivo.

Has de apuntar al equilibrio entre optimismo y pesimismo. Esta moda motivacional hiperpositiva que tienes hasta en las tazas del desayuno son todo menos realistas.

Ahora parece que has de ser optimista pase lo que pase. Como si no estuvieras en un mundo variable según las condiciones del contexto y miles de factores. Es que te hace sentir culpable de todo lo que ocurre porque parece que no le has echado suficiente positividad, ¿verdad?

Esta psicotrampa está muy unida a la anterior y su abuso nos conduce a la *tiranía del pensamiento positivo*. Si estás triste y piensas en positivo, tienes una alta probabilidad de hundirte más, porque la parte triste y dolorosa de la vida también existe. En definitiva, te induce a forzar lo que debería ocurrir sin darle vueltas. Y resulta que el cerebro está entrenado para integrar polaridades desde el principio de los tiempos, porque intuye que nada es estable para siempre.

Cuando la vida se desarrolla positivamente, la mente se prepara para esperar lo peor. Y también ocurre lo contrario, es la esperanza en un futuro mejor lo que nos salva de la tristeza. La armonía es fruto del equilibrio entre estas partes.

Una sugerencia útil es recordar un pensamiento o una experiencia aparentemente positiva y dejarte llevar hasta ver cuándo te aboca a la peor fantasía y, entonces, sin tratar de evitarlo, darle un espacio en tu imaginación. La mente no puede resistir demasiado tiempo en un pensamiento determinado. Pasado un rato, incorpora el pensamiento contrario. Es interesante conocer cuánto tarda tu mente en que aparezca *la sombra* cuando observas *la luz*. Se pueden analizar los sueños desde esta perspectiva.

APLAZAR LO TEMIDO

Tomar conciencia sobre algo que nos ocurre, al mismo tiempo que aplazamos su análisis, nos puede llevar a otra psicotrampa importante.

Los mensajes del tipo: «Tengo que analizar esto que me pasa, porque últimamente me cuesta dormir, pero ahora no tengo tiempo de hacerlo. Aunque sería urgente que lo afrontara, lo haré más adelante porque ahora estoy desbordado».

El aplazamiento sistemático de una preocupación tiende a almacenarla en el lugar mental reservado a las obsesiones. Además, vincula ese pensamiento a cada ocasión en la que se produce aquello que nos preocupa. En este caso, la preocupación aplazada para mañana es precisamente la que ahora me quita el sueño. Esta paradoja suele ir complementada con otra más perversa, que podríamos describir con la creencia de que «si algo puede empeorar, lo hará: la vida siempre termina mal».

Esta psicotrampa la manejan muchas personas fatalistas. ¿Eres de los que piensan que si las cosas van bien, es porque el proceso no ha terminado y hay que esperar el desenlace fatal que, sin duda, ocurrirá? Entonces no te extrañe vivir en la ansiedad y la alerta continua.

Ejercicio

En estos casos, **puede ser interesante** escribir el pensamiento inquietante en el momento clave. Con un estilo de escritura automática, sin buscar perfección en el texto. El objetivo es expresar el pensamiento.

Por cierto, mejor en bolígrafo y papel, ya que el hecho de escribir y cerrar la libreta, de algún modo, saca fuera de ti el problema, lo externaliza a modo de exorcismo cotidiano y, desde fuera, los enemigos pueden hacer menos daño.

BUSCAR EL CIEN POR CIEN DE SEGURIDAD

El mito del Príncipe Azul viene del color que tienen las montañas a lo lejos, pero cuando nos acercamos a ellas, se va volviendo nítido el color de la roca de la montaña, más bien grisáceo. Y viceversa, entonces ves las montañas de enfrente de color azul.

Te puedes pasar la vida buscando a ese Príncipe Azul que jamás se alcanza, porque, cuando forma parte de la vida próxima y cotidiana, te decepciona y prefieres seguir mirando a aquel horizonte idealizado.

Esta es la vía del perfeccionismo y, con el insomnio, se aplica repasando todos los temas pendientes antes de dormir. Que todo esté claro para así retirarse a descansar tranquilo, ¿te suena?

Como comprenderás, la dificultad de esta psicotrampa consiste en pretender ponerle un punto final al problema. ¿Cuándo está todo realmente claro? Siempre se puede perfilar un poco más la preocupación que te desvela, o bien resolverla puede dar paso a la siguiente. Hasta el infinito y más allá en tu bucle infernal perfeccionista.

Ejercicio

Una **propuesta** para cuando somos rehenes de esta psicotrampa consiste en aceptar un porcentaje de incertidumbre en la vida. Es recomendable mantener entre un 15 y un 20% de incertidumbre en cualquier asunto.

Por ejemplo, dejar cosas inacabadas conscientemente antes de ir a dormir, siempre que esto no suponga un riesgo importante en tu existencia (como apagar el gas butano o las brasas de la chimenea, no te dejes justo eso sin hacer).

¿CREES QUE NO DORMIR ES UN SIGNO DE DEBILIDAD, TE HACE SENTIR TONTO O INCAPAZ DE RESOLVER LAS COSAS POR TI MISMO?

¿Sientes vergüenza cuando te atemorizas? ¿Te parece cursi sentir amor? ¿Consideras una bobería inmadura sentir insomnio? En muchos casos de fatiga crónica, el cansancio va unido a la experimentación de miedo o pánico. ¿Por qué? Pues porque si estás cansadísimo, te sientes indefenso e incapaz de huir de un potencial peligro. Si a eso le sumas el conjunto de creencias que acompañan al insomnio y a todo tipo de problemas emocionales y existenciales, ¿qué podría salir mal?

Recuerda que las emociones están conectadas con las necesidades básicas de supervivencia.[7]

Por ello, cuando un sentimiento puede poner en riesgo tu vida o amenaza con tu exclusión de la tribu, lo cambias por otro que, inconscientemente, consideras más aceptable en tu contexto vital.

Pero hay otras creencias populares que hacen mucho daño, a ver si alguna te resuena:

- Eso es falta de faena y de cosas importantes que atender.
- El insomnio es para gente que está desocupada y no tiene problemas reales.
- Menuda tontuna de problema.

Ejercicio

En estos casos, **puede ser útil** reconocer la emoción primaria que experimentamos. Normalmente, la que notamos en primer lugar suele ser la secundaria. Y para ello puede resultar interesante preguntarnos: «¿Qué siento cuando noto esa emoción que experimento?». Así podrás conocer las emociones ligadas a la que sentiste inicialmente.

7. Paul Watzlawick, *El arte de amargarse la vida*, Barcelona, Editorial Herder, 1995.

Muchos sueños tienen un contenido dramático, pero tu emoción puede ser neutra o incluso alegre. Del mismo modo, ocurre lo contrario: historias oníricas banales van acompañadas de fuertes emociones de miedo o angustia.

SI SIENTO ALGO, LO DOY POR CIERTO (AUNQUE NO SEA CONSTATABLE)

O dicho con otro ejemplo: «Yo siento que no me quieres y, como lo siento así, es cierto. Tú no me quieres» (aunque el otro se muera de amor).

Esta deriva *psicotramposa* consiste en el predominio abusivo de lo emocional. Como si la experimentación de un sentimiento le diera validez de veracidad. «Esta opinión que tengo sobre un asunto determinado sé que es cierta porque la siento así.» De este modo, la verdad se confirma por la emoción que la valida.

Este hechizo puede tener una variante relacionada con la siguiente frase: «Solo hay un modo de ver las cosas y es el mío».

Esperamos que no sea la tuya porque te puede traer mucho sufrimiento, en cuanto que revela cierta cerrazón en la percepción de la realidad desde todos los ángulos.

Por ejemplo, hay personas que hablan mucho, pero no escuchan, y son capaces de afirmar categóricamente: «Dormir es un aprendizaje y mi insomnio se debe a que no he aprendido bien a dormir porque nadie nunca me enseñó, por eso no sé dormir».

A ver... ¿cómo querían que sus padres les enseñaran a dormir?, piénsalo. En todo caso, pueden pensar lo que gusten, pero lo cierto es que, cada vez que se disponen a dormir, verifican esa falta de aprendizaje del sueño y es justo eso lo que las mantiene despiertas.

El sueño te sobreviene cuando olvidas cómo se duerme.

El cambio en tu estado emocional acarrea un cambio en tus opiniones, trastocadas y filtradas por las emociones.

Cuando estas personas escuchan argumentos contrarios a los suyos, normalmente, los eluden y se centran en la emoción que sienten acerca de lo que piensan. Y eso dificulta su capacidad de cambio porque no argumentan, sino que hacen valer su emoción como fórmula para tener razón. Que se la pueden quedar entera, pero quienes van a seguir sin dormir van a ser ellas por su empecinamiento. Con este mecanismo, las emociones subjetivas convierten lo sentido en real. Aunque, mala suerte: a menudo, la emoción miente.[8]

8. Frase atribuida a Jacques Lacan.

Ejercicio

Algo que puede resultar útil en este caso es centrar la atención en la peor fantasía. ¿Qué es lo peor que puede ocurrir? Empeorar la emoción suele conectar con la antagónica.

Demasiada tragedia conduce a la comedia. Lo interesante de este ejercicio es que el pensamiento llegue a ser tan negativo que nos conduzca al humor.

HASTA QUE NO SEPA EXACTAMENTE POR QUÉ NO DUERMO, NO DORMIRÉ

«¿Pero este insomnio de dónde me vendrá? ¿Cuál es su causa? Para poder dormir, primero tengo que averiguarla».

Este es el mito del razonamiento perfecto. La creencia de que existe un conocimiento puro y definitivo de la realidad que espera a ser descubierto por ti y que vive agazapado en el mundo perfecto de las ideas. En tu mundo ideal, eso te aporta la seguridad de controlar la realidad conociéndola. Pero si crees que tienes alguna posibilidad de controlar la realidad, tampoco te extrañe que tengas insomnio, porque mientras duermes, lo pierdes, tanto que hasta roncas y se te escapan gases.

¿No te pasa que, a veces, caes en el espejismo de preferir conocer las causas de tus males antes que curarlos? Pues déjanos recordarte que conocer el funcionamiento de la marea no la desactiva. Del mismo modo que el diagnóstico de una enfermedad no necesariamente la cura. Además, lo que consideras cierto tiende a ser lo que las comunidades humanas puedan llegar a pactar[9] sin consultarte a ti. Como para obcecarte mucho en cualquiera de tus pensamientos.

Hay que tener cuidado con la rigidez, porque puedes caer en lo patológico, y, encima, si mañana la sociedad acuerda otra cosa contraria a tus ideas, como no te acoples, a ver quién va a ser el desubicado.[10]

Una propuesta útil en este sentido es la de verificar el conocimiento en la práctica. Un modo de comprobar las hipótesis es desarrollar acciones de solución, para determinar cuál de ellas es la mejor para ti. No cambias cuando piensas o sientes algo diferente. Cambias cuando haces algo distinto a lo acostumbrado.

Ejercicio

En síntesis, cuando identifiques una hipótesis acerca de cuál es la causa de tu insomnio, determina cuál es la acción siguiente que pondrás en práctica para resolverlo. Por ejemplo, si piensas que tu dificultad para dormir está en tu modo de comer, plantéate qué cambio harás en la cena de mañana. A lo práctico, a base de prueba y error. Una vez identificada tu hipótesis y qué cambio vas a aplicar en tu vida, llévalo a cabo al menos unos cinco días y valora cómo te sienta.

9. Esta es la tesis más relevante del filósofo Jürgen Habermas.

10. De Harry Procter, *Escritos esenciales de Milton H. Erickson*, Buenos Aires, Paidós, 2002.

LA VIDA ME OCURRE, YO NO HAGO NADA POR PERJUDICARME

Esta psicotrampa tiene relación con la aceptación de la realidad de modo pasivo y resignado. Es una de las peores respuestas ante el infortunio. El pensamiento que ronda este proceso tiene que ver con la idea de que la vida es implacable, independientemente de lo que uno haga por evitar problemas: «Lo que hago no tiene nada que ver con lo que me ocurre después. De modo que, haga lo que haga, la realidad me sucederá».

Con esa apatía, es complicado conectar el comportamiento presente con las consecuencias. Si, aparte, te cuesta aprender de experiencias pasadas y proyectar objetivos para el futuro, te animamos a ponerte objetivos y proponerte alcanzarlos.

Eso sí, cuidado con el modo de formularlos, porque eso afecta directamente a las posibilidades de que puedas lograrlo o no. Aquí tienes algunas características o condiciones para que esa formulación sea más eficaz:

- **Genera una imagen sensorial de lo que pretendes conseguir.** Visualiza el futuro inmediato con el logro conseguido.
- **Enúncialo en afirmativo.** La mente es más eficiente cuando formula lo que desea en lugar de lo que querría evitar. Por ejemplo, métodos como *Programa para no fumar* son menos eficientes que los que destacan qué conseguirás si abandonas el tabaco.

- **Reduce el tamaño de los objetivos.** Es más fácil fracasar cuando te planteas la meta más ambiciosa posible, así que divídela en objetivos más pequeños y abarcables.
- **Por último, ponte retos alcanzables.** Es esencial que el objetivo esté bajo el control de los recursos que tienes a disposición para no morir en el intento.

Ejercicio

Plantéate un objetivo orientado a mejorar tu sueño atendiendo a las características descritas arriba.

LLEVO EL PROBLEMA HASTA EL FINAL, AUNQUE ME CUESTE LA VIDA

Llegados a este punto del libro, es un buen momento para que elijas un pequeño cambio para realizarlo en tu vida y te lo marques como un objetivo. Escríbelo tal y como te describimos más arriba: primero imagínate consiguiéndolo, luego escribe lo que quieres conseguir en una frase corta y márcate una fecha donde empezarás a llevarlo a cabo.

Muchas veces las cosas que nos ocurren son señales que nos intentan avisar de que algo no va bien. A veces, el insomnio nos está señalando una dificultad en nuestra vida tan grande que tenemos la sensación (inconsciente) de que casi nos es más fácil mantener el insomnio que enfrentarnos al problema.

Esta psicotrampa incluso puede llevarte a observar el lugar que ocupas dentro del sistema familiar. Esto no te lo veías venir, ¿eh? Puede que tu rol familiar sea el de vigilar a la tribu, por ejemplo, en cuyo caso, cualquier dificultad de alguien del clan podría desvelarte. Incluso, quizá, una parte de ti diga «mi familia cuenta conmigo para que les vigile, no puedo dormirme o les fallaré».

En este caso cualquier propuesta de relativizar los problemas o concederte ratos de satisfacción y olvido de las penas puede parecerte un acto de irresponsabilidad frívola imperdonable.

Ejercicio

Una exploración que se puede hacer en estos supuestos es preguntarse: «¿Qué tenía yo que hacer (ubicándome antes de los siete años) para que mi papá o mi mamá me miraran y me tuvieran en consideración, para que me dieran un lugar en el grupo familiar?».

Si la respuesta ronda la vía de estar preocupada/o, afligida/o... tal vez eso tenga que ver con tu gestión del sueño.

SÍ, SÍ, SÍ... NO

Esta psicotrampa tiene más relación con la incapacidad de llevar a cabo las soluciones que te propones. ¿Eres de esas personas que toman decisiones y, cuando llega el momento de ponerlas en práctica, algo desvía tu atención y no las realizas? ¿O quizá tu terapeuta te haga una prescripción con la que estás de acuerdo, incluso estás convencido de que seguirás el tratamiento, pero, a la hora de ejecutarlo, no lo llegas a hacer?

Pues igual padeces una fuerte disociación entre la mente racional y la exploratoria, o sea, que te basta con imaginar que harás algo, pero no necesitas ejecutarlo. No es un asunto de deshonestidad, en el sentido de pensar una cosa y después hacer otra, ya que, al tomar la decisión, estás absolutamente seguro de que la sacarás adelante. Solo que, en el momento clave, algo te despista u olvidas tu propio compromiso.

Ejercicio

En estos supuestos, es recomendable que te acostumbres a hacer una pequeña acción relacionada con lo que necesitas ejecutar. Tiene que ser una fracción minúscula, un cambio mínimo, de modo que te quedes con la sensación de que podías haber hecho más.

Por ejemplo, si decidiste que tienes que irte a dormir más pronto, por ejemplo, una hora antes, durante la noche siguiente, acuéstate solo diez minutos antes de lo previsto. Es muy probable que este adelanto siembre en ti el deseo de irte a dormir aún más pronto en los días sucesivos. Pero no te plantees el objetivo total, no seas muy ambicioso, porque no funcionará; abarca solamente la acción más pequeña posible.

INSISTO EN LO QUE SÉ QUE NO FUNCIONA

Se cuenta el relato de una mula que, durante muchos años, llevaba agua diariamente desde un pozo hasta su granja. Un día se encontró en el camino un tronco de árbol que se había caído, obstaculizándole el paso. La mula se quedó muy sorprendida y pensó: «Este árbol no debería estar aquí. Nunca lo había visto. Le daré un golpe con la cabeza para apartarlo y poder continuar mi camino».

Así que golpeó el tronco y este no se movió ni un milímetro. La mula pensó: «Quizá no le haya dado lo suficientemente fuerte». Y lo golpeó con más fuerza y sin ningún éxito.

La mula no salía de su asombro y siguió golpeando el tronco cada vez más fuerte. Te ahorramos el final del cuento porque acaba mal.

Muchas veces nos ocurre esto, insistimos en hacer lo que hacemos, aunque sepamos que no funciona. Intentar dormir, hacer ejercicio para conciliar el sueño, relajarse con insistencia, ver la tele antes de acostarnos...

En esos momentos, se impone una lógica perversa y autolegitimadora que consiste en mecanismos como este: «Debo relajarme antes de dormir y si no me duermo de ese modo, significa que no me relajé lo suficiente y tengo que insistir en hacerlo más».

Quizá lo comprendas mejor con la comparación de quien afirma no sentirse amado y se esfuerza por amar hasta la desesperación, lo que lo convierte en rechazable.

Esta psicotrampa suele ir unida a otra actitud, que caracteriza al que siempre hace algo y se mantiene ocupado. Aunque la ocupación no tenga relación con la dificultad inicial ni con la solución. Nos referimos a las personas que, cuando no pueden dormir, se levantan a trabajar, porque les horroriza la desocupación. También podrían aprovechar para tomar sustancias.

Es como buscar las llaves perdidas en lugares donde es imposible que estén, solo porque ese lugar resulta más cómodo o familiar. También podríamos traer aquí la definición de neurosis de Carl Jung, que ironiza sobre la incoherencia de buscar a los ladrones en el ático cuando oímos ruidos sospechosos en el sótano.

En consecuencia, *Errare humanum est, perseverare autem diabolicum* (Errar es humano, pero perseverar en el error es diabólico).[11]

Ejercicio

Una sugerencia útil consiste en hacer cosas distintas a las que acostumbras a hacer. Si lo que haces no funciona, cambia. Hacer algo completamente distinto a lo usual. Por ejemplo, en lugar de intentar dormir, levántate y realiza una actividad tediosa que te aburra soberanamente, como ordenar la ropa del armario.

Por razones obvias, no es aconsejable que sea nada estimulante ni una tarea pendiente que te preocupa.

También puedes mantenerte despierto en la cama en completa quietud y con la luz apagada sin intentar dormir.

11. La autoría de la frase no está clara. Se les atribuye a Séneca y a Cicerón.

PARTE 2:
¿QUÉ PUEDO HACER?

CAPÍTULO 7: TRATAR AL PECECITO O LIMPIAR LA PECERA

Bien, ya basta de explicaciones para comprenderte por dentro, ha llegado la hora de ponernos manos a la obra, que seguro que estás deseando que vayamos a la práctica.

Nos viene a la mente ese pequeño ejemplo del pececito que está enfermo y nos pone en la disyuntiva de elegir entre tratar al pececito o limpiar la pecera. Nosotros, sin lugar a dudas, siempre vamos a limpiar la pecera. Así que, de nuevo, recuerda: ni se te ocurra intentar dormirte, todo lo contrario. Hoy vamos a empezar a desandar el camino que te ha llevado a que tu vida gire en torno al sueño.

Una de las funciones principales del cerebro es la de integrar toda la información que le llega para decidir cuál es la conducta óptima en cada momento. Por ejemplo, si tus células han gastado mucha energía, estarán informando a tu cerebro de que les iría bien una recarga de sustrato energético. Si en ese momento te encuentras en la tranquilidad de tu hogar con la despensa llena, probablemente, te generará hambre. Pero si estuvieras escapando de un león o, lo que viene a ser lo mismo hoy en día, en una reunión de trabajo trascendental, el cerebro decidirá que sería mejor movilizar las reservas y no despistarse.

Cuando la información que llega a tu cerebro no es cristalina, es decir, no le permite decidir bien cuál es el mejor comportamiento, este activa mecanismos de estrés para obtener más información. Dicho claro y rápido, actualmente sabemos que el estrés es una respuesta corporal iniciada por el cerebro para disponer de mayor información y disminuir la incertidumbre. La cuestión es qué ocurre cuando tu vida gira en torno a las dificultades para dormir, cuando el sueño ocupa muchos de tus pensamientos y no solo en el cerebro, sino también en tus acciones.

Cambias tus hábitos a la hora de despertarte, cambias tu dieta para que sea rica en serotonina, meditas, alteras la rutina de ir a dormir... y, además, todo tu entorno suele preguntarte: «Qué tal hoy, ¿cómo has dormido?».

Todo esto es información extraña para tu cerebro, algo alrededor del sueño no va como debe ir y, por lo tanto, busca frenéticamente aclarar sus dudas. ¿Cuál es la paradoja? Para encontrar más información, activa el mecanismo de estrés... y tú ya has aprendido aquí que, si hay estrés, no se duerme.

Para ir generando un contexto coherente para tu cerebro, empezaremos por los siguientes pasos:

PASO 1: LA PREPARACIÓN

1. **Informar a tu entorno de que has entendido que el problema de sueño viene dado, en estos momentos,**

justamente, por la atención que le prestas a esta parte de tu vida. Ahora sabes que la capacidad de dormir no se pierde, simplemente, hay un contexto que impide que el sueño se exprese. Por eso les pides a tus seres queridos que dejen de preguntarte por el sueño, porque tú eres más que una o varias malas noches. Asegúrales que, si fuera necesario explicarles cualquier detalle relativo a tu sueño, serás el primero en contárselo.

2. **Dejar de fijar la atención en cómo irá la noche.** Esta es una de las partes más divertidas de este tratamiento. Como hemos visto, el sueño suele ocupar demasiado espacio mental cuando no duermes, y eso es absolutamente contraproducente. Por ello, vamos a incorporar un pequeño ejercicio cognitivo-conductual.

   El primer paso es elegir una tarea absurda y molesta. Planchar una camisa que ya está planchada, limpiar el horno, aunque esté limpio... puedes elegir una de estas dos o inventarte una más absurda si cabe, tú mismo.

   Perfecto. Una vez tienes elegida la tarea más tonta, si a lo largo del día te encuentras pensando en algo relacionado con tu sueño, deberás realizar la tarea que has elegido. Da igual que la repitas una o veinte veces. El truco radica en que, una vez hayas pensado en ello, deberás realizar la tarea. Lo ideal en este ejercicio es realizar la tarea cada vez que pienses en el sueño, pero sabemos que, a veces, te va a resultar complicado porque tienes obligaciones. Si no puedes realizarla en todas las ocasiones, asegúrate de que, al llegar a casa, cumplas con tu compromiso.

3. **Volver a hacer todo aquello que dejaste de hacer por tus problemas de sueño.** Date tu tiempo, reflexiona: ¿qué cosas dejaste de hacer para dormir mejor, esas que siempre te habían acompañado en tu vida? Incorpóralas de nuevo.

4. **Dejar de hacer todo aquello que empezaste a hacer por tus problemas de sueño.** En esta fase del tratamiento, debes abandonar toda conducta que integraste a raíz de tu insomnio. Incluso las que te aseguraron que te ayudarían. Abandona las gafas de luz roja o deja de hacer el saludo al sol o de cenar cosas diferentes si son hábitos que adquiriste para intentar dormir.

PASO 2: TENER MÁS ENERGÍA DURANTE EL DÍA

Uno de los grandes problemas de dormir mal es que te encuentras cansado y con pocas ganas de hacer cosas. Ya has visto que no debes focalizarte en el sueño, pero ¿qué tal si haces otras cosas que significativamente mejorarán tu sensación de energía, tu claridad mental y tu estado anímico? Sí, imagínate que sigues durmiendo fatal, pero tu energía aumenta considerablemente. No estaría mal, ¿verdad?

Dónde estamos y de dónde venimos

Un día cualquiera. Te despiertas ansioso pero cansado. La sensación se parece a cuando pisas el acelerador y el freno del coche a la vez. Mueves tu cuerpo aún dormido hacia la cocina, donde te zampas un bollo y un café doble para poder arrancar. Sales pitando hacia el trabajo con otro café en la mano con doble de azúcar para poder resistir la reunión matutina con tu jefe. Trabajas hasta que, a media mañana, experimentas un fuerte bajón de energía. Necesitas comer algo... Vas a la máquina de *vending* y decides tomar unos palitos. En realidad, no tienes hambre, pero crees que «los necesitas para seguir».

Comes en el bar de enfrente del trabajo y, anticipando el profundo sopor que te entra después de comer, añades otro café a tu día. Durante las dos horas de después de comer, simulas que trabajas, aunque sabes que nada productivo saldrá de tu cerebro hasta que no se te pase el malestar digestivo. Al llegar a casa, picas algo con tus hijos, la verdad es que no tienes hambre, pero una fuerza invisible te ha llevado a prepararte una rebanada de pan de molde con Nocilla como la suya.

La noche es una lotería: algunas estás tan cansado que solo te apetecería ver una serie que no te haga pensar; otras, en cambio, es como si todos los cafés te hubieran hecho efecto de golpe y no hay manera de conciliar el sueño. Bienvenido a tu día a día, ¿estás seguro de que vas bien?

Realmente, es muy complicado que estés bien en un entorno que se ha ido a las antípodas de nuestra vida más natural. El secreto es que recuperes todo aquello que tu cuerpo necesita para tener salud y lo recrees en tu propia realidad, aunque vivas en plena ciudad, mientras la ciencia encuentra la solución al dilema de cuál es el contexto que mejor nos sienta para estar sanos.

Demasiados cambios externos para tan pocos cambios internos

A ese respecto, la medicina evolutiva considera que, si las generaciones que te preceden han vivido el 95 por ciento del tiempo en un entorno determinado, probablemente sea ese el que mejor te siente todavía, puesto que los humanos apenas hemos cambiado genética ni fisiológicamente. Considera también que, en los últimos años, hemos vivido cambios radicales en la dieta alimenticia y en la flora bacteriana que habita nuestro tubo digestivo (los llamados «viejos amigos»). Estamos en contacto con contaminantes y toxinas que, sin lugar a dudas, nos afectan y, encima, pasamos mucho tiempo encerrados sin exponernos al sol; lo cual es un auténtico desastre, puesto que la luz solar es fundamental para que el ser humano sintetice una vitamina esencial, la vitamina D.

Además, como bien sabrás, llevamos un ritmo de vida jamás visto hasta hace unas décadas, con el estrés que ello genera. Y hemos roto absolutamente con los ciclos de luz y oscuridad naturales vinculados al descanso.

¿Has pensado por qué en vacaciones reservas, como loco, en la playa o en la montaña? Pues porque sigues reconociendo tu hábitat natural y tiene pinta de que este no era una ciudad con rascacielos.

Así que aquí va nuestra propuesta para cambiar de hábitos y mejorar tu calidad de vida en general, sin focalizarte en el sueño, porque este es solo uno de los factores de tu salud. Y siempre es más eficiente actuar a nivel holístico, al completo, que abordando solo un aspecto que puede resultar contraproducente, por esa obsesión de la que ya hemos hablado.

No tiembles, te va a resultar de lo más natural.

10 pasos para reconciliarte con tu cuerpo y recuperar tu energía

1. **Come alimentos naturales (lo que se conoce como *real food*).** Tiene lógica pensar que todos los productos procesados y empaquetados, con más de cinco ingredientes, conservantes y todo tipo de nombres raros no son los más sanos, ¿verdad? Pues esos envasados artificiales, así como los hidratos de carbono del tipo pasta, cereales, legumbres y lácteos pueden generar respuestas inflamatorias o dañar el aparato digestivo (cuando nutricionalmente puedes sobrevivir sin ellos sin problemas).
2. **Espacia las comidas.** También vas a sobrevivir sin comer las cinco comidas que se han recomendado toda la vida. Si cenas un día fuera y te hartas, es muy poco creíble que te levantes con hambre y, segurísimo, no te vas a desmayar por no comer nada hasta la hora del almuerzo o la comida. Así le darás tiempo a tu aparato digestivo a recuperarse del esfuerzo de la digestión, a tu metabolismo a aprovechar todos sus recursos energéticos y a tu cerebro a alimentarse de su alimento preferido, los cuerpos cetónicos, que son productos de desecho de las grasas.
3. **Bebe agua mineral para ingerir líquido y minerales.** Busca aguas con estas cantidades: 20-25 mg/l de magnesio, 3-5 mg/l de sodio y 1-2 mg/l de potasio. Sin esos minerales, el cuerpo es incapaz de mante-

ner el líquido en el cuerpo, como ocurre cuando bebes agua destilada o de lluvia.

4. **Toma el sol.** Su luz es esencial para la regulación de nuestro ritmo circadiano y para la síntesis de la vitamina D, que es de vital importancia.
5. **Vive de día, duerme de noche.** Como animal que eres, has tenido que adaptarte a aprovechar las horas de sol y descansar durante las de oscuridad. Otra cosa es que ni siquiera veas cuándo oscurece o se hace de día o que tengas los biorritmos cambiados por tu trabajo o por tus hábitos.
6. **Duerme al menos siete horas y media al día.** Pocas cosas logran más consenso entre los expertos de la salud como la importancia del sueño y el descanso. Dormir siete horas y media (¡recuerda, por la noche!) suele ser el tiempo óptimo para respetar tus ciclos de sueño y despertarte reparado y con energía.
7. **Contacta con la naturaleza.** Cada vez más expertos coinciden en que vivir cerca de la naturaleza (incluyendo jardines y tierras agrícolas) aporta beneficios para la salud a largo plazo. Porque es ahí donde evolucionamos como especie y venimos predeterminados por la evolución para sentir la necesidad de exponernos a la naturaleza. ¿No sientes nostalgia cuando no ves el mar o la montaña en mucho tiempo?
8. **Disfruta de no hacer nada.** Mira que es fácil, ¿eh? Pues no. Nuestro estilo de vida actual va en contra de la mayor tendencia del ser humano a lo largo de

la historia. Nuestros antepasados no podían pasarse todo el día cazando o recolectando, ni siquiera plantando.

En vez de evolucionar para vivir mejor, ahora estamos permanentemente «ocupados». Trabajamos más horas por menos, agrupamos los días de vacaciones para producir más descansando menos, y se nos pide que nos jubilemos más tarde e incluso que no enfermemos, porque las bajas salen caras. Algo estamos haciendo fatal, no nos lo negarás.

9. **Muévete con el estómago vacío para disfrutar,** como mínimo cuatro horas después de la última comida. Necesitas cansarte para descansar después y, para ello, lo más infalible es el movimiento. Moverte en ayunas es incluso mejor para recuperar la capacidad de que el organismo recurra a la grasa corporal como fuente de energía.

10. **Si es necesario, olvida todo lo anterior.** La premisa básica para estar sanos es la flexibilidad. Como decía uno de nuestros profesores de fisiología, «la cabeza es redonda para que los pensamientos puedan circular», así que si alguna premisa te provoca más estrés del que pretende solucionar, simplemente olvídala.

PASO 3: TOMAR CONCIENCIA

Este paso empieza por lo que básicamente llevamos desarrollando a lo largo de todo el libro: forzar aquello que surge espontáneamente es la mejor manera de impedir que surja; cuanto más luches, peor. No te puedes imaginar cuántas veces el mero hecho de entender que hay que dejar de luchar es suficiente. Creemos que, llegados a este punto, esta parte ya la tienes. Así que ¡felicidades!

Simplemente quiero recordarte que, hasta nuevo aviso, el sueño deja de ser importante y nos vamos a centrar en descansar por la noche y tener energía durante el día.

Aceptar lo que venga

Como hemos acordado, tu objetivo ahora es irte a la cama y descansar, no dormir.

Una vez en la cama, es probable que te vengan a la cabeza pensamientos que boicoteen el descanso. «Si no duermo, no cumpliré las horas de sueño», «Ya es la una... las dos... las tres de la madrugada y aún no me he dormido, ¿qué le diré mañana a mi jefe?».

Por lo general, la reacción es intentar sacarte de la cabeza o frenar estos pensamientos que interfieren en el descanso y te ponen nervioso. ¿Qué tal te ha ido hasta el momento con esta estrategia? ¿Te has fijado qué ocurre cuando intentas no pensar en algo?

Efectivamente, suele volver con más intensidad. De manera que, a partir de hoy, haremos algo tangencialmente diferente.

Esta es la fase de aceptar lo que viene. Aceptar incluso que puede ser una noche de dormir poco.

Recuerda que el objetivo no es dormir, es descansar. Y, cuidado, aceptar no significa resignarse. No queremos que asumas que nunca conseguirás dormir. No es eso. Sencillamente, en esta fase deseamos que aceptes lo que llega sin luchar para poder trascenderlo. Aunque así, de entrada, esto te puede dar algo de miedo, es algo que hacemos continuamente en nuestra vida.

Cuando tenemos que ir a una entrevista de trabajo, presentar algo en público o enfrentarnos a una primera cita, decidimos aceptar las preocupaciones y miedos que nos pueden generar estos eventos, porque si no lo hacemos, no los podremos acometer.

A partir de la aceptación, en este tercer paso te vamos a enseñar herramientas para responder a estos pensamientos de una forma que prepara tu cerebro para dormir, en vez de despertarlo. Pero antes, vamos a prepararte para que tu cuerpo pueda situarse en un estado óptimo de cara a iniciar el descanso con varios ejercicios.

En primer lugar, queremos que observes un objeto de tu casa, por ejemplo, una mesa, y que describas sus características: su color, su forma, sus materiales, el número de patas y todo aquello que identifiques durante diez segundos. Ahora te pedimos que hagas lo mismo, pero evaluando la mesa, dando tu opinión, por ejemplo, si te parece funcional, bonita y cosas por el estilo. Antes de seguir, tómate un momento para identificar las diferencias entre describir y evaluar.

Es probable que, cuando te has limitado a describir, tu actitud haya sido más bien neutral, aséptica; mientras que, cuando has evaluado, usando una visión más personal, más subjetiva, conectando con tus propias experiencias, hayas añadido una emoción y, finalmente, emitido un juicio. Seguro que ya te estás imaginando hacia dónde pretendemos ir...

¿Cuál es tu actitud durante la noche? La mayoría de las personas con dificultades de sueño tienden más a juzgar que a adoptar una actitud neutra. Es habitual que si uno está en la cama y se le acelera el corazón por algo que se le ha pasado por la cabeza, piense: «Si mi corazón no se calma, no me podré dormir». O peor aún, «¿Y si estoy teniendo un ataque al corazón?».

Este tipo de actitudes no ayudan.

Toda experiencia emocional implica una respuesta corporal. Esta respuesta va asociada a la producción de adrenalina. La adrenalina hará que nos sea mucho más difícil descansar y dormir.

Además, este tipo de actitud suele comportar otra nueva acción de bloquear lo espontáneo, algo así como «tengo que relajarme» y, al no poder hacerlo, de nuevo más frustración y más alarma.

En cambio, si lo hiciera desde la mente observadora, sonaría como «Anda, mira, puedo sentir cómo mi corazón aumenta su frecuencia en este momento dentro de mi tórax». La paradoja reside en que, al no intentar frenar el corazón, no lo retroalimento y suele parar.

Uno de los objetivos de este capítulo es ser capaz de responder a las situaciones desagradables que se asocian a no dormir desde este estado más neutral. Te puede tomar algo de tiempo, lógico, pero verás que, siguiendo este camino, conseguirás recuperar el sueño de manera natural.

Con todo esto en mente, procedamos a ponerlo en marcha con diferentes ejercicios para que los realices en algún momento a lo largo del día.

Primero, en algún momento en el que estés calmado y relajado; luego, en otro con más estrés (por ejemplo, mientras trabajas), para después incorporarlo tras la rutina presueño. Estos ejercicios te ayudarán a centrar tu atención en algo adecuado. En vez de inhibir o refrenar los pensamientos disruptivos o conflictivos, tú mismo empezarás por fijar la atención en lo que te ayuda a descansar. Son técnicas extraídas del *mindfulness,* cuya eficacia tenemos comprobada. Seguro que has oído hablar de estas técnicas y somos muy conscientes de que probablemente ya las has probado y de que no estamos inventando la sopa de ajo. Sabemos que los ejercicios que verás a continuación no son más que una evolución del mítico contar ovejas. Pero déjanos decirte que si este ejercicio es tan popular, es porque funciona y, además, todas estas técnicas cobran sentido dentro de un plan estructurado, para recuperar, en primer lugar, la capacidad de descansar y, a continuación, el sueño de calidad. Así que simplemente confía en nuestra propuesta. No te preocupes, porque más adelante te prevenimos también sobre los errores más comunes que se suelen cometer a la hora de realizar estas prácticas, para que te salga todo rodado.

Ejercicio 1. Pensamiento

Empieza por mirar alrededor de tu habitación e identifica durante diez segundos lo que percibes desde donde estás sentado, por ejemplo, los diferentes colores que observas, lo que puedes oír, también qué gusto puedes percibir: si has comido o bebido algo recientemente, tal vez perdure el gusto en tu boca; repara en los olores, si no hueles nada, simplemente, identifica que no hueles nada y, por último, reconoce qué puedes sentir en contacto con tu cuerpo.

Ahora deja de lado el mundo exterior para fijar tu atención en el mundo interior, particularmente en tu respiración y, mientras lo haces, observa si aparece algún pensamiento en tu mente. Cuando aparezca, solo queremos que pronuncies la palabra «pensamiento» antes de volver tu atención a la respiración y de seguir observando si aparecen nuevos pensamientos.

Si se te queda la mente en blanco, ten en cuenta que el pensamiento «no estoy teniendo ningún pensamiento» es, *per se*, un pensamiento.

Ahora vamos a dedicar un momento a evaluar esta experiencia.

Lo importante de este ejercicio es que vivimos igual la alarma que viene desde el exterior que la del interior. Pero hay algo aún más relevante: el hecho de que puedas identificar lo que estás pensando indica que tú estás separado de tus pensamientos. De la misma manera, el hecho de que puedas dejar marchar un pensamiento cuando lo identificas demuestra que los pensamientos no te controlan a ti.

Podríamos separar tu mente en dos partes: la parte que observa (que identifica lo que está pasando en el momento presente, tanto externa como internamente) y la mente pensante (que se encuentra siempre en el pasado analizando lo que pasó o en el futuro anticipando los problemas que nos podemos encontrar).

La idea más liberadora de esta práctica es que, independientemente de lo que tus pensamientos digan, tú no eres tus pensamientos y, usando esa parte de tu mente que observa, puedes empezar poco a poco a identificarlos y dejarlos ir.

Ejercicio 2

Ahora que ya sabes que puedes hacer la división de funciones entre la mente que observa y la que juzga, nos gustaría que estuvieras alerta durante el día para detectar el momento en que notas que te asocias a un pensamiento negativo, una emoción disruptiva o un momento estresante.

Y, entonces, te recomendamos que hagas este pequeño ejercicio. Si quieres, después de realizarlo, puedes seguir preocupándote por lo que habías pensado.

Con los ojos cerrados.

1.º Inspirar:

1. Empieza por el vientre.
2. Sigue hasta el pecho.
3. Nota cómo el aire llega a las clavículas.

2.º Espirar: lentamente repitiendo 3, 3, 3...

3.º Inspirar y espirar repitiendo 2, 2, 2...

4.º Inspirar y espirar repitiendo 1, 1, 1...

Ejercicio 3

Recuerda que este conjunto de ejercicios trata sobre cómo mejorar el descanso y no sobre cómo inducir el sueño.

En este ejercicio, con el que intentamos prepararte para el descanso, queremos que te tomes unos minutos para percibir todo lo que está en contacto con tu piel: el contacto de tu camisa sobre la epidermis, tus pantalones, tu ropa interior, el contacto de tu espalda y tu trasero sobre el asiento, tus manos... Simplemente, nota todo lo que tu tacto quiera decirte.

Suavemente, transita tu atención hacia tu respiración. Úsala como un punto de anclaje al momento presente y como un lugar al que volver si tu mente se despista con pensamientos.

Focalízate principalmente en la espiración, mientras que la inspiración te sirve de pausa. De esta manera, cada vez que espiras, te dices «espiración» y, cuando inspiras, solo esperas. Si, en cualquier instante, un pensamiento invade tu mente, identifícalo, di mentalmente «pensamiento» y vuelve a centrarte en la espiración tras un par de minutos.

Intenta hacer un escáner de todas las sensaciones corporales, dando la bienvenida a todo lo que venga, dejando ir todo pensamiento que distorsione la experiencia. Empieza por tus pies, tus piernas, tu cadera, tu tronco, tus brazos, tu cuello, tu cara, tu boca y toda tu cabeza.

Estaría bien que repitieras este pequeño ejercicio cuando te vayas a la cama, como una estrategia para adoptar un estado corporal adecuado para el descanso. Puede durar entre dos y cinco minutos. No lo alargues.

Recuerda que alguien que duerme sin problemas no se pasa horas relajándose antes de dormirse; sencillamente, se duerme. Alargar este ejercicio nos podría hacer caer de nuevo en la trampa de forzar lo espontáneo.

Es habitual también que los primeros días que realices este ejercicio en la cama te notes más en alerta. Estás aprendiendo un ejercicio nuevo y tu cuerpo quiere estar atento. Se trata de aceptarlo y seguir con el ejercicio.

Errores habituales al hacer este tipo de ejercicios

- **Tener las expectativas de que estos ejercicios serán la clave para mejorar tu situación, haciéndote sentir relajado o incluso más feliz.** Estos ejercicios se fundamentan en observar y aceptar lo que viene; tener expectativas sobre ellos es la mejor manera de boicotearlos.
- **Tratar de usar estos ejercicios como una estrategia de distracción.** Por ejemplo, centrarte en la respiración para bloquear la aparición de pensamientos negativos. Aunque en algún caso pueda funcionar, es una estrategia poco sostenible que, a la larga, hará que los pensamientos bloqueados reaparezcan con más fuerza. Este tipo de ejercicios son un entrenamiento para cultivar la actitud de observar los pensamientos cuando identificas que aparecen y dejarlos ir.
- **Comparar el ejercicio entre diferentes días.** Es habitual que los pacientes expliquen sensaciones como: «Estuvo superbién ayer cuando hice el ejercicio porque no tuve ningún pensamiento, en cambio hoy mi mente está a tope y estoy desbordado otra vez». Estos ejercicios buscan una actitud de apertura hacia lo que acontezca, comparar no tiene sentido.
- **Por último, no te boicotees.** Decirte a ti mismo cosas como: «No soy bueno relajándome, no se me da bien» u «Hoy mi mente está demasiado ocupada para poder hacer el ejercicio» es otra estupenda manera de boicotearte, además de ser un invento tuyo. No existe una

forma óptima de realizar estos ejercicios, por lo que toda experiencia es importante. Es más, dale la vuelta: cuando manifiestas que no eres bueno relajándote, es porque sabes relajarte, si no, serías incapaz de apreciar que te cuesta hacerlo.

Para contrarrestar estos errores, es de mucha ayuda recordarte el objetivo de la sesión antes de empezar con el ejercicio, que no es más que estar dispuesto a experimentar todo aquello que acontezca momento a momento.

CAPÍTULO 8: MÁS ALLÁ DE LA ACEPTACIÓN, LA BIENVENIDA

Hasta aquí, como mínimo, has aprendido que el modo en que eliges responder ante el insomnio lo determina y cronifica. En este nuevo paso, aprenderás cómo dándole la bienvenida *re*-entrenaremos a tu cerebro para dormirse espontáneamente.

Cuando tenemos problemas de sueño, el acto de irse a la cama se transforma en una batalla de resultados nefastos. Los intentos de anular o cambiar tu experiencia de insomnio no hacen más que aumentar la alarma, liberando adrenalina y poniendo a tu mente y cuerpo en alerta. Sientes que el corazón se te acelera y que se te forma un nudo en el estómago, incluso tal vez te aparezcan sentimientos de desesperación, rabia y frustración.

Por tanto, debes dar todavía un paso más y aprender, como hiciste en el apartado anterior, cómo generar el estado corporal adecuado para descansar, cuál es la mejor manera de responder al insomnio para que seas capaz de comunicar a tu cerebro que estás en un entorno seguro, disminuir la alarma y aumentar tu habilidad natural para dormir. Digamos que no podemos controlar cuándo un mal pensamiento o una emoción profunda aparece, pero sí podemos aprender la mejor manera de responder a ella: dándole la bienvenida.

Deja que te demos la explicación fisiológica a la «locura» que te proponemos que hagas.

Darle la bienvenida a tu insomnio te puede parecer un poco loco, pero quizá es aún más loco pensar que es posible dormirse en medio de una batalla con tus pensamientos.

Ante cualquier tipo de peligro, el ser humano puede responder de tres maneras:

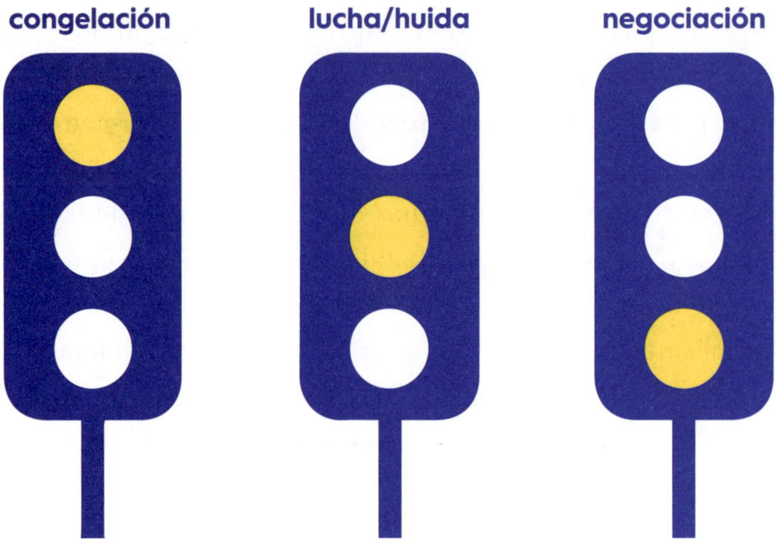

1. **La congelación:** es la respuesta filogenéticamente más antigua e inconsciente. Recurrimos a ella cuando el peligro es inminente. Por ejemplo, cruzas la calle y aparece de repente un coche y, en vez de moverte, te quedas congelado.
2. **La lucha o huida:** si el peligro ocurre en un entorno que consideras peligroso, liberarás esa adrenalina que te preparará para luchar o escapar del peligro. Esta respuesta es la antítesis del sueño.

3. **La negociación:** existe una tercera respuesta solo presente en primates y bien diferenciada únicamente en los humanos: negociar. Si percibes que el entorno es suficientemente seguro antes de luchar con un rival, llegarás a un acuerdo con él. Este tipo de respuesta está mediada por el sistema parasimpático, que es el mismo que debe activarse para iniciar un proceso de sueño.

Por tanto, el modo de «lucha o huida» es fantástico para luchar contra enemigos, pero es una patética respuesta a la hora de intentar dormir. En cambio, el modo negociación nos sitúa en una respuesta corporal de calma. Por ejemplo, cuando me encuentro con un amigo, me acerco a él con los brazos abiertos, realizo un contacto visual y le ofrezco algún gesto amigable, como un choque de manos, un beso o un saludo verbal. Estos simples gestos están grabados en tus genes y están programados para informar a tu cerebro de que estás a salvo y, en esa coyuntura, puedes relajarte mental y físicamente, tus sensaciones son positivas y te preparas para disfrutar de la experiencia. Además, tu nivel de alarma se reduce sin que te des cuenta, ofreciéndote un profundo efecto en tu habilidad para dormir.

Tómate un segundo para analizar cómo respondes tú al insomnio y qué tipo de mensajes estás enviando a tu cerebro cuando aparece.

Pensamientos negativos	Pensamientos positivos
fracasar	avanzar
tensión	tranquilidad
amenazas verbales	buenas palabras
emociones negativas	aspiraciones
inseguridad	seguridad
hiperactividad	relajación

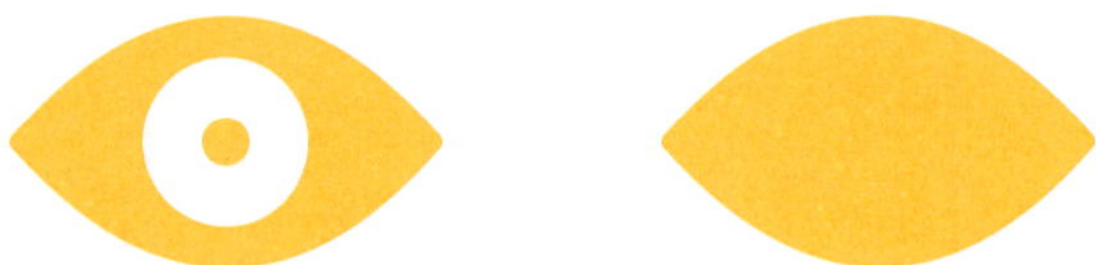

insomnio	**somnolencia**

Si, como la mayoría de nuestros pacientes, estás situándote en un contexto de lucha o huida, ha llegado el momento de aprender a utilizar la técnica de la bienvenida para aprender a cambiar el mensaje. En primer lugar, celebra que los pensamientos negativos están ahí para salvarnos la vida. Imagina a un antepasado tuyo de hace 10.000 o 20.000 años. Probablemente, cuanto más se preocupara por todo aquello que pudiera comerle, mayor posibilidad de sobrevivir tendría. Somos los hijos de esos supervivientes y hemos sido seleccionados para tener un cerebro sufridor. Se estima que, por nuestra historia evolutiva, más de la mitad de los 50.000 a 60.000 pensamientos que tenemos a diario proyectan una carga negativa, son preocupantes o están intentando resolver problemas. Esto quiere decir que la tendencia natural es que, cuando el insomnio aparezca, reaccionemos de manera alarmante, preocupándonos por todo lo que puede estar pasando y por cómo solucionarlo.

Lo que tu cerebro no sabe es que ya no hay leones en la habitación y que una noche de buen sueño será más útil a la hora de salvar la reunión de mañana que otra noche en vela elucubrando soluciones. De modo que el hecho de que tengamos tantos pensamientos preocupantes o negativos no significa que debamos creer en todos ellos, el cerebro anticipa y piensa lo peor y tú tienes que ser capaz de dejarlos pasar y bajar la alarma.

Antes de que empecemos con los ejercicios, deseamos que te los tomes como un pequeño experimento que no se rige por una manera estándar. En realidad, solo tienes que tener una actitud de curiosidad sobre lo que está pasando. Para empezar, elige uno de los pensamientos que te vienen a la cabeza cuando no puedes dormirte, del estilo «¿Por qué yo?», «¿Dormiré esta noche?», «No lo resistiré», «¿Cómo lo puedo arreglar?», «¿Qué me está pasando?»...

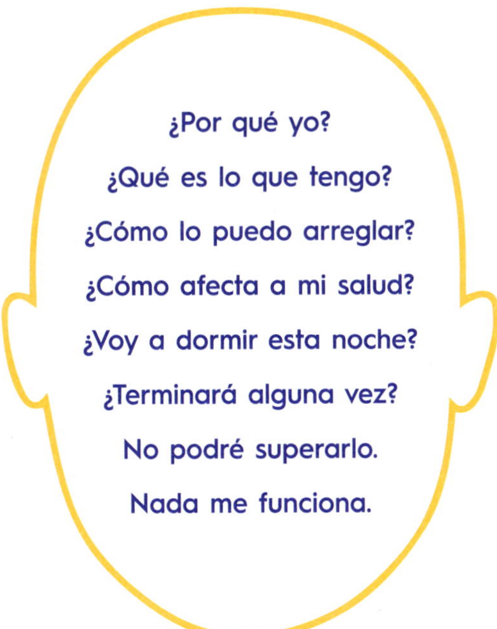
¿Por qué yo?
¿Qué es lo que tengo?
¿Cómo lo puedo arreglar?
¿Cómo afecta a mi salud?
¿Voy a dormir esta noche?
¿Terminará alguna vez?
No podré superarlo.
Nada me funciona.

Ejercicio 1

Una vez elegido, asegúrate de que lo enuncias en primera persona, exactamente como te llega a la cabeza. Ahora cierra los ojos y repite este pensamiento una y otra vez durante diez o quince segundos y observa qué pasa. Según nuestra experiencia, puedes haber sentido alguna de estas dos posibilidades:

1. Te ha ocurrido lo mismo que por la noche, es decir, al repetirlo, te has fusionado con tu pensamiento, lo has sentido como si fuera real y has experimentado algún tipo de reacción emocional, tipo ansiedad o miedo; aunque quizá no de una manera tan intensa como por la noche.
2. Por el contrario, puede ser que fuera del contexto hayas sentido que, simplemente, estás repitiendo un conjunto de palabras, que no se ha producido una conexión emocional y te desconectas de tus pensamientos. Si este es el caso, podemos deducir que la repetición ayuda a cambiar el marco en el que tú ves tus pensamientos y, por tanto, cambia tu relación con ellos.

Sea lo que sea lo que hayas experimentado, está bien. Recuerda que se trata de observar lo que pasa. Avancemos hacia el siguiente experimento: un punto esencial de este apartado es el de cultivar tu habilidad para identificar la diferencia entre tener pensamientos y estar atrapado por ellos.

Ejercicio 2

En este segundo ejercicio, pretendemos que recuperes el mismo pensamiento que en el ejercicio anterior, pero ahora lo precedas de una frase descriptiva del tipo «Estoy teniendo el pensamiento de...», «Mi mente me está enseñando la imagen...».

Descansa, repite ahora el pensamiento durante diez o quince segundos con esta nueva enunciación y analiza qué sientes.

De nuevo, pueden haber ocurrido dos cosas.

1. Que te hayas fusionado con el pensamiento como ocurre normalmente.
2. Por el contrario, que el hecho de cambiar el inicio te haya desconectado del pensamiento.

Si has experimentado lo segundo, estás de suerte, porque en ese prefacio tienes un nuevo marco de referencia en el que eres capaz de contemplar a tu mente viendo el pensamiento en perspectiva. Además, este preámbulo te da más tiempo para elegir si quieres unirte o no a ese pensamiento en concreto.

Antes de seguir adelante con el tercer ejercicio, déjanos recordarte que es normal que te sientas más cómodo con algunas herramientas que con otras. Lo interesante es que las practiques todas y te quedes con las que te parecen más útiles.

Ejercicio 3

En este ejercicio, queremos que recuperes de nuevo el pensamiento que has elegido y, esta vez, lo recites con una melodía familiar. Por ejemplo, repetir el pensamiento «Si no duermo, no rendiré mañana», con la melodía de cumpleaños feliz.

Ahora, para y observa qué ocurre.

Puede ser que no hayas oído hablar nunca de este tipo de ejercicios e incluso puedes pensar que estamos un poco locos, pero antes de que obvies esta práctica, esperamos que experimentes cómo poner una melodía a tu pensamiento porque puede ser una herramienta poderosa para cambiar el marco de referencia del pensamiento y su contexto.

Ejercicio 4

Para muchas personas, los pensamientos van acompañados de imágenes como verse a sí mismas todavía levantadas a las cinco de la mañana con mucha ansiedad o incapaces de rendir en el trabajo al día siguiente. Este tipo de imágenes pueden ser muy estresantes y alimentar fuertemente el insomnio.

Piensa que, aunque no sean reales, tu cerebro las percibe casi como si lo fueran, e igual que puedes emocionarte con una película, aunque sepas que es ficción, puedes vivir este tipo de imágenes como si fueran reales.

Si no sueles pensar en imágenes, simplemente, no hagas este ejercicio y repite el anterior.

En cambio, si tienes una imagen asociada a un pensamiento, recupérala y tómate tu tiempo para alterarla usando tu imaginación, poniéndola dentro de un televisor, modificando su color, volviéndola a blanco y negro, por ejemplo, o cambiando el color de fondo e incluso haciendo más grandes o más pequeños a los protagonistas de la imagen.

Si has sido capaz de realizar los cambios propuestos, ojalá hayas sentido que, cambiando la imagen, esta deja de ser tan alarmante o, al menos, aunque siga produciéndote ansiedad, te permita darle la bienvenida de una manera más gentil.

Ejercicio 5

Este ejercicio es una combinación de todo lo trabajado hasta el momento. En primer lugar, explicaremos cómo dar la bienvenida al pensamiento cuando llegue. Puedes decir algo así como «Bienvenido, pasa; gracias, mente, por este pensamiento». Si te va mejor, puedes usar la tercera persona: «Aquí está mi mente enviando pensamientos de nuevo / anticipándose de nuevo».

Algunas personas incluso dan la bienvenida a todo al irse a la cama con frases del estilo «Vamos allá, pensamientos negativos», «Saludos, pastillas para dormir», «Calor/frío, sed bienvenidos»... O incluso han construido una imagen de casillas mentales donde van poniendo los pensamientos a medida que llegan y les dan la bienvenida.

Para este último ejercicio, te recomendamos que te visualices dándoles la bienvenida a los pensamientos y observes qué ocurre.

Tal vez te hayas sentido algo raro haciendo este ejercicio por primera vez, pero, con la práctica, se volverá automático.

Puedes practicar estos cinco ejercicios en cualquier momento del día o de la noche, cuando aparezca cualquier pensamiento estresante. Cuanto más los integres en tu cotidianeidad, más automático te saldrá al anochecer. Recuerda que no se trata de bloquear el pensamiento, sino de que, una vez le hayas dado la bienvenida, devuelvas la atención a aquello que estabas haciendo justamente antes de que el pensamiento apareciera, como estar descansando en la cama o seguir con tu jornada.

Antes de arrojar una conclusión final y extraer un ejercicio definitivo, nos gustaría trabajar contigo aquellos pensamientos que tienen un reflejo emocional muy claro. Así que hagamos otro ejercicio.

Ejercicio 6

Vamos a poner una imagen que nos ayude a ver cómo se refleja este pensamiento negativo en nuestro cuerpo.

Para este ejercicio, vas a recordar una mala noche reciente. Una de esas en las que has tenido un montón de emociones, sensaciones físicas y preocupaciones. Si estás leyendo este libro, probablemente tienes donde escoger; pero si no te viene ninguna a la cabeza, basta elegir cualquier situación desagradable que te haya pasado últimamente. Una vez la tengas en mente, para y revive la situación durante veinte segundos y anota todas las emociones y sensaciones físicas que sientes, idealmente en su orden de aparición. Por ejemplo: «En un principio me sentí nervioso, luego algo frustrado y ansioso, entonces se me aceleró el corazón y noté un nudo en el estómago y, por último, sentí miedo».

Es importante que seas lo más objetivo posible, como si tuvieras que describir exactamente todos los detalles de lo que te pasa. Una vez hecho esto, describe también dónde exactamente notas esta sensación en tu cuerpo. A lo mejor te parece raro, pero cualquier experiencia tiene una traducción corporal que te permite sentir que estás viviendo algo: «Sé que me pasa lo que me pasa porque noto un peso en el estómago o una tensión en el cuello».

Una vez hayas identificado el lugar del cuerpo donde se refleja principalmente tu vivencia, dale forma, color, textura e incluso temperatura. Pongamos por caso:

«Un peso negro y profundo en el cuerpo», «Dos cuerdas atadas con firmeza en mi estómago», «Una bola de fuego en mi garganta»...

Al darle forma a la emoción, con el tiempo, te permitirás darle una bienvenida más amigable y cercana a eso que sientes. En plan «Me voy a la cama y puedo ver a la bola amarilla del estómago cómo va llegando, bienvenida».

Para finalizar con esta experiencia, vas a darle un espacio a tu reacción emocional dentro de ti. Lo que es una parte muy importante de la aceptación.

Hay personas más capaces que otras de tener una imagen concreta de sus emociones y, por tanto, tienen mayor facilidad para hacer este ejercicio. Pero recuerda que no importa demasiado si la imagen es muy concreta o no, simplemente se trata de que sigas adelante y observes lo que ocurre. Una vez creada la imagen de tu emoción en la mente, imagina que le das espacio y que permites que se mueva libremente dentro de ti y, mientras tanto, al respirar envías el aire hacia donde está situada la imagen, como si rellenaras ese espacio de aire. Observa cómo te sientes. El hecho de darle espacio a esa imagen de tu emoción es una manera indirecta de darle la bienvenida.

Como siempre, estas herramientas no son una ciencia exacta y simplemente pretendemos que pruebes y te vayas quedando con aquellas que te sirven.

Bien, recapitulemos.

Hemos aprendido, primero, que vale la pena aceptar los pensamientos que vienen a la mente, porque frenar un pensamiento lo amplifica. Luego hemos aprendido estrategias para desvincularnos del pensamiento y poder ser más descriptivos una vez aparece y, desde la aceptación, darle la bienvenida para situarnos en un estado corporal más adecuado para dejarlo pasar. Finalmente, hemos trabajado con la imagen para dar a esa emoción el espacio que necesita.

Hemos llegado a un punto importante del libro. En este momento consideramos que los objetivos de este libro ya están cumplidos. Dichos objetivos eran los siguientes:

- Que aprendieras que estabas cayendo en la trampa de forzar lo espontáneo.
- Que te centrases en otros aspectos importantes de tu vida para que vieras que tú eras mucho más que las horas que dormías.
- Que desanduvieras el camino que te llevó a la sensibilización central.
- Enseñarte algunos ejercicios para ayudarte en los momentos críticos.

La teoría está explicada. No obstante, somos muy conscientes de que hay un trecho entre leer y comprender esos objetivos y que el problema se solucione.

CAPÍTULO 9: PLAN INICIAL DE RECUPERACIÓN DEL SUEÑO

En este plan de recuperación del sueño, queremos acompañarte en cada uno de los pasos que lleves a cabo. Sabemos perfectamente que puedes, así que vamos a definir concretamente cómo hacerlo punto por punto. Recuerda lo que te adelantamos en la introducción: no esperes dormir como un bebé desde el primer día. Nuestra sugerencia es que te enfrentes al plan con curiosidad ante las nuevas experiencias y con la alegría que implica iniciar un camino que acabará inevitablemente en un sueño profundo, regular y de calidad. ¡Vamos a ello!

PASO 1. PREPARACIÓN, PRIMER DÍA

- Anota todas aquellas cosas que has incorporado en tu vida desde que no duermes y aquellas que abandonaste.
- Define la tarea «penalización» para cuando tu mente piense en dormir.
- Revisa el capítulo de las psicotrampas y anota con cuáles te identificas y los ejercicios que debes llevar a cabo.
- Vacía tu despensa de productos procesados. Mañana empiezas a comer bien.

- Piensa en qué actividad física llevarás a cabo mañana. Nos gustaría que fuera algo que no te agotara ni te diera pavor hacer. Quizá un paseo, quizá ir a nadar, quizá una clase de baile...

Puntúa de 0 a 10 los siguientes ítems:

- Nivel de cansancio:
- Nivel de alegría:
- Nivel de claridad mental:
- Nivel de ansiedad:

PASO 2. LOS 15 PRIMEROS DÍAS

- Abandona todas las acciones o actitudes que incorporaste desde que duermes mal y recupera aquellas que abandonaste.
- Realiza la tarea de penalización si al menos una vez al día piensas en el insomnio.
- Empieza a comer bien y a moverte.
- Realiza el ejercicio asociado a tu psicotrampa (si no identificas ninguna, no te preocupes, sigue adelante con el resto del plan).
- Y, sobre todo, sobre todo, ni se te ocurra dormirte.

PASO 3. VUELVE A PUNTUAR LOS ÍTEMS INICIALES PASADOS ESOS 15 DÍAS

- Nivel de cansancio:
- Nivel de alegría:
- Nivel de claridad mental:
- Nivel de ansiedad:

Desde un estado corporal lo más neutro posible, observa y valora en qué has mejorado y en qué no y plantéate qué puede estar pasando.

Revisa si han aparecido nuevas psicotrampas y reajusta el plan.

PASO 4. 15 DÍAS DE REAJUSTE DEL PLAN

Repite el plan con los reajustes necesarios.

Recuerda: ni se te ocurra dormirte.

PASO 5. ORDALÍAS

Son actos reparadores, tareas a veces confusas para la mente racional, para que la acción sea lo que aporte el significado. Porque a veces, cuando la persona comprende totalmente antes de acometer la tarea, la bloquea, entonces se trata de hacer la tarea sin comprender.

Cuando todo falla, hay remedios drásticos

Si hay algo que nos han enseñado los años de tratamiento de pacientes, es que la salud no es como las matemáticas, donde 2 + 2 siempre suman 4, y que ningún método, por bueno que sea, es cien por cien infalible. Lo importante, lo que les transmitimos a los pacientes y hoy queremos hacer contigo, es que el hecho de que una estrategia no funcione te acerca más a la solución, puesto que has descartado un intento de solución y puedes atacar con otra que quizá sea para ti la definitiva.

En temas de sueño, hemos visto a muchos pacientes, y la mayoría de ellos han solucionado sus problemas siguiendo la metodología que acabas de leer. También nos hemos encontrado algún caso donde hemos tenido que cambiar la estrategia y hacer algo radicalmente diferente. En algunos casos, como ya has aprendido, la combinación de una situación vital estresante, el impacto de no dormir y la búsqueda de control de las respuestas psicofisiológicas llevan a las personas a necesitar romper la pauta de activación de su insomnio antes de poder empezar a disfrutar de las técnicas para establecer el estado corporal adecuado. Si ese es tu caso, es decir, si has pasado por el protocolo inicial y tu sueño no ha mejorado, hay que cambiar de estrategia.

Solo una cosa antes de seguir: si sigues leyendo, te comprometes a realizar paso por paso todo lo que te pedimos. Romper la pauta de activación de un síntoma no es fácil.

El cuerpo entiende, por todo lo que hemos hablado, que lo mejor que puede hacer por ti es mantenerte despierto, y dormir es para él antinatural. Seguro que has notado que una mala noche sigue una secuencia particular: no me duermo, hago algo para dormirme, miro el reloj, empiezo a pensar, intento dejar de pensar, me concentro, me pongo nervioso, se me acelera el corazón y se me pone un nudo en el estómago... Debes saber que cada paso alimenta al siguiente y por eso es importante tomar medidas drásticas y romper esta pauta.

Protocolo de quiebra de la pauta de iniciación del insomnio

1. Haz tu rutina presueño. Para ello, sigue los cinco pasos para dormir mejor que te explicamos en el capítulo 2.
2. Elige alguno de los ejercicios de recuperación del estado corporal adecuado para el descanso que encontrarás en el capítulo 7.
3. Una vez acabado el ejercicio, mira la hora y focaliza tu atención en algo: cuenta ovejas, cuenta hacia atrás de tres en tres desde 3.000, escucha la radio o juega un solitario.
4. Si, a los quince minutos de estar en la cama, no te has dormido, debes hacer algo radicalmente diferente a lo habitual, así que levántate y barre tu casa (piensa que así, en vez de perder el tiempo intentando dormir, al menos tendrás la casa limpia).
5. Una vez has acabado de barrer, vuelve a la cama y repite los pasos 2-3.
6. Si, aun así, pasan quince minutos y no te duermes, levántate y ahora friega la casa.

7. Una vez has acabado de fregar, vuelve a la cama y repite los pasos 2-3.
8. Si, aun así, pasan quince minutos y no te duermes, levántate y piensa en los pensamientos que te sobrevienen cuando no duermes y clasifícalos de más a menos disruptores.
9. Dedica cinco minutos de pensamiento resolutivo a cada uno de tus problemas con tu jefe, con tu pareja, con tu coche... y quince minutos a valorar si, una vez has pensado en ellos, crees que siguen teniendo el mismo orden disruptivo.
10. Cuando hayas acabado de pensar y clasificar, vuelve a la cama y repite los pasos 2-3.
11. Si, aun así, pasan quince minutos y no te duermes, levántate y limpia el horno o la nevera y vuelve a la cama. Llegados a este punto, puedes decidir realizar nuevas tareas pendientes o empezar de nuevo (es mucho mejor, para romper la dinámica, empezar de nuevo).

Como ves, esta prescripción es al menos sorprendente, pero como ya te advertimos, para romper una pauta arraigada como la tuya hay que ser radicales. Te recordamos que has establecido el compromiso de hacer exactamente lo que te indicamos. Sí, puede que pases algunas malas noches, ¿pero no eran malas ya en la cama sin poder dormir?

De modo que ponte manos a la obra, rompe la pauta que desencadena tu insomnio y recupera tu sueño.

ESTOS SON TUS ALIADOS

Cinco aspectos para dormir mejor teniendo en cuenta la fisiología de los ciclos del sueño:

1. Cena pocos carbohidratos.
2. Mantén una temperatura óptima en tu habitación. Entre 16 y 18 grados sería lo ideal.
3. Aunque te duermas con calor, ten siempre a mano al menos una sabanita para taparte.
4. Evita ruidos inoportunos en la habitación. No programes la lavadora o el lavaplatos para que funcionen por la noche si vas a oírlos. Te dormirás con el ruido, pero puede que este te despierte.
5. Planifica tus horas de sueño respetando los ciclos de noventa minutos.
6. Cuando todo falla, siempre hay solución.

Bien, pues este es nuestro plan para que recuperes el sueño espontáneo y dejes de vivir gobernado por la sensación de que no vas a dormir. Se fundamenta en soltar la mochila que venías cargando, empezar a recuperar tus niveles de energía y, desde este estado más conectado, dejar que el cuerpo haga su trabajo. Tu cuerpo sabe dormirse solo.

Puedes acudir a este plan siempre que lo necesites. Por experiencia, las pequeñas recaídas forman parte del proceso de recuperación y, más que activar todas las alarmas de nuevo, si intuyes que reaparece el insomnio, simplemente te puedes decir a ti mismo: «Esto forma parte del proceso y ahora tengo un plan capaz de solucionarlo».

A su vez, a pesar de que, por todo lo que te hemos explicado, nos gusta plantear este plan sin ninguna herramienta de las que incorporaste cuando no dormías (evitar pantallas, ver el sol, etc.), ahora, desde una comprensión mayor de lo que te ocurre, puedes, si quieres, acompañar este protocolo de iniciación con la suplementación que te explicamos en el capítulo 12.

Hemos llegado a un punto crucial del libro. Has entendido qué es lo que genera tu insomnio, has identificado qué mecanismos concretos han construido la dificultad y cómo pasaste de un insomnio de fuera a dentro a otro de dentro a fuera. Con este plan, has desandado la parte más importante del camino y es probable que ya duermas.

Estamos contentos y orgullosos de ti y queremos darte la más sentida enhorabuena; desandar este camino no es fácil y tú lo has conseguido.

Ahora que la nube negra del insomnio ya no te acompaña a todas horas, es un buen momento para que puedas incorporar herramientas que probablemente ya probaste, pero que, para un insomnio de dentro a fuera, no servían.

En esta fase de tu proceso de aprendizaje, evolución y descanso, sí serán útiles y permitirán darle un punto extra de calidad a tu sueño. Este plan es la aplicación práctica de todo lo que te hemos explicado sobre la teoría del sueño. Son estrategias universales para mejorar la calidad de tu descanso y funcionan para cualquier persona que no tenga una sensibilización con el sueño. Puedes recomendárselo a tus seres queridos, pues también les vendrá bien. Incluso si estás leyendo este libro simplemente para conocer mejor cómo funciona el sueño o si identificaste que tu sueño seguía siendo de fuera a dentro, este plan te ayudará.

CAPÍTULO 10: AHORA QUE YA DUERMES, VAMOS A MEJORAR LA CALIDAD DEL SUEÑO

Ahora que ya duermes, es el momento de mejorar la calidad de tu sueño incorporando algunos consejos y rutinas. Verás que el mero hecho de despertarte al finalizar un ciclo completo y no entre ciclos te dará una sensación mucho mayor de sueño reparador.

En este punto, toca solo afinar. Una vez que hemos devuelto la falta de sueño a su lugar y el insomnio no ocupa todos tus pensamientos, ha llegado el momento, ahora sí, de incorporar algunos consejos que, principalmente, mejorarán la calidad de tus noches.

Queremos presentarte un conjunto de conductas que te ayudarán a conciliar el sueño y a tener energía matutina. Se trata de adquirir una serie de hábitos que, a medida que los repites, son una señal añadida para tu cerebro de que es la hora de bajar el ritmo primero y luego dormir por la noche, y que te darán la energía necesaria para iniciar el día con alegría por las mañanas. Probablemente muchos de ellos ya los conoces y otros, llegados a este punto del libro, los sospechas.

Lo que buscamos principalmente es regular los ritmos circadianos y que tu reloj interno sepa perfectamente en qué hora se encuentra y qué tipo de estado corporal es el que más le conviene.

Usaremos señales como la luz, la comida, la temperatura o el movimiento para ello.

RUTINA PARA ANTES DE IR A DORMIR

1. **Cena pronto, pero quédate saciado.** Las hormonas que abren el apetito también cumplen la función de mantenernos alerta. Deberíamos cenar al menos 2-3 horas antes de irnos a dormir.

2. **Desconecta aparatos electrónicos y baja la intensidad.** Después de cenar baja la intensidad de las luces de la casa. Ya has aprendido que la luz es un gran regulador de tus ritmos circadianos gracias a unos fotorreceptores presentes en la retina llamados melanopsinas. Es importante que por la noche uses lámparas de colores anaranjados o rojos que no estimulen estos fotorreceptores y confundan a tu cerebro. También es ideal usar velas. A su vez, es el momento de desconectar aparatos electrónicos. Ya hemos comentado el impacto que tiene la luz azul propia de ordenadores, tabletas y teléfonos móviles, así que, al menos una hora e idealmente una hora y media antes de tu horario previsto para irte a dormir, deberías dejar de lado estos aparatos. En caso de que no puedas prescindir de ellos, por lo menos, usa gafas con un filtro de luz azul eficiente. Déjanos añadir que prescindir de los aparatos nos aporta un beneficio extra, que consiste en dejar de establecer contacto con el ajetreado y estresante mundo exterior y conectar con la seguridad, la calma y la tranquilidad del hogar.

   Seguro que has vivido la sensación de que la noche transcurre con normalidad, se aproxima el momento de ir a dormir y te está entrando sueño y, entonces, entra ese maldito wasap o ese correo de última hora que te conecta con el trabajo e interfiere profundamente en la capacidad de dormirte. Por tanto, aparte de usar un filtro de luz azul, si no tienes más remedio que usar la tecnología, úsala en modo avión o desconecta las vías de contacto con el mundo exterior como pueden ser el mail o las aplicaciones de mensajería y, por supuesto, las redes sociales. No puede salir en las redes sociales nada que te ayude a dormir.

3. **Asegúrate de que la temperatura de la habitación es la adecuada.** La temperatura es otra reguladora de nuestros ritmos circadianos. Cuando la temperatura baja bruscamente el cuerpo interpreta que se ha hecho de noche y es hora de dormir. Por ello, la temperatura de tu habitación debe estar al menos 2 grados más fría que el salón. Lo ideal es que te muevas entre los 17 y los 21 grados según tu sensación de confort.

4. **Libérate del estrés del día y deja todo listo para salir al día siguiente.** A medida que hemos ido preguntando a la gente en qué suele pensar cuando se va a la cama, hemos ido identificando algunos patrones. Uno de los más habituales es la realización de lo que llamamos listas mentales; es decir, revisar algún aspecto que preocupa y listar todas las acciones relacionadas con él que hay que realizar. Esta acción puede ser efectiva porque permite disminuir la incertidumbre al diseñar el plan de acción de aquello que te preocupa. El problema es que esta estrategia puede ser un arma de doble filo, y tal vez te quedes enganchado a algo que deberías hacer y aún no has hecho o que rememorar aquello que tienes que solucionar sea lo suficientemente estresante como para mantenerte despierto.

¿Y sabes qué ocurre? Que, como en su momento fue una buena estrategia y tu cerebro aprendió que funciona, sigue recurriendo a ella, aunque ahora sea la causa de tu insomnio.

Insistir en lo que no funciona es una conducta mucho más habitual de lo que pensamos. Es como ese padre que explicaba en consulta que su hijo no estudiaba y se ponía nervioso por ello y no podía dormir. Teníamos un diálogo de este estilo:

—¿Y tú qué haces ante esto? —le preguntaba yo.

—Le digo a mi hijo que estudie.

—¿Y estudia?

—No...

—Ah, y entonces, ¿qué haces?

—Levanto la voz y le vuelvo a decir que estudie.

—Ah, y entonces, ¿estudia?

—No...

—Ah, ¿y entonces qué haces?

—Me enfado... y le grito que estudie.

Bueno, ya ves que insistir en lo que no funciona no es la solución... Probablemente, en algún momento, le dijo a su hijo que estudiara y estudió, por eso ahora, aunque no funciona, sigue repitiéndoselo una y otra vez. Para romper esta dinámica, la propuesta es pensar menos y hacer más.

Tranquilamente, ahora que no vas a recurrir al móvil para desconectar porque lo que has desconectado es el móvil, tienes el tiempo para preparar las cosas que debes llevarte al día siguiente: deja preparado el táper de la comida, coloca el libro que quieres llevarte a la reunión o el regalo que le quieres dar al compañero de trabajo... Pon las llaves en su sitio y todo listo y visible para el día siguiente. Para gente olvidadiza, por experiencia, tener el espacio para pensar con calma qué nos llevamos al día siguiente es absolutamente tranquilizador. También es un buen momento para lavar platos, poner la lavadora o sacar la basura. Es gratificante irte a dormir siendo consciente de que la casa está ordenada.

Y con los pensamientos más potentes como las preocupaciones en el trabajo, la enfermedad de un familiar o cosas así, ¿qué haces?

Lógicamente, cuanto más grave sea el problema, más difícil será sacártelo de la cabeza. Más allá de llevar a cabo los ejercicios que hemos desarrollado en los temas 6 y 7, durante esta rutina puedes incluir unos 20 minutos de escritura libre. Saca literalmente lo que te pase por la cabeza y escríbelo sin prestar atención a la ortografía, gramática ni tema. Salir de la mente y escribir, tal y como nos enseña Giorgio Nardone en su libro *Pienso, luego sufro*, es una de las estrategias más simples y efectivas para parar líneas de pensamiento recurrente.

A veces, con este tipo de ejercicio surgen ideas, negocios o cosas que te gustaría hacer como, por ejemplo, llamar a un amigo... Así que puedes dejar el papel a la vista para echarle un ojo al día siguiente.

5. **Hidrátate si es necesario.** Seguro que no quieres despertarte sediento a medianoche, pero tampoco quieres despertar-

te a hacer pis. Asegúrate de que has vaciado adecuadamente la vejiga.

6. **Proporciónate seguridad.** Dormir en cierta medida nos deja expuestos. Además, el sueño, en la mayoría de las sociedades humanas, ha sido una actividad social realizada en compañía. El sueño en solitario es algo excepcional. Por tanto, mientras que los factores físicos pueden determinar la naturaleza y calidad de las condiciones del sueño, la soledad o el miedo pueden dificultarlo. Es importante que te sientas seguro cuando vas a dormir. Si lo necesitas, cierra con pestillo puertas y ventanas, o comprueba que lo has hecho. La idea es instalar esa sensación de seguridad y evitar ese pensamiento troyano que invade tu cabeza y no sale del estilo («¿He cerrado la puerta del jardín?», «¿He cerrado el gas?») que nos impiden dormir. Si identificas que la falta de contacto social puede aumentar la alarma, trabajaremos sobre ello también más adelante, pero a veces la vieja táctica del abuelo de escuchar la radio con un temporizador de apagado (importante, pues el ruido, de la misma manera que reconforta, te puede despertar) podría ser suficiente para que el cerebro sienta la seguridad del contacto humano.

Hasta aquí los 6 pasos de la rutina para antes de ir a dormir. No queríamos acabar esta sección sin recordarte que debes haber dejado de tomar café sobre las 14-15 h del mediodía y decirte que el alcohol no es una buena solución. El alcohol tiene un efecto sedante. Debido a este efecto puedes tener la sensación de que te ayuda a dormir, pero todo lo contrario. Se ha comprobado que el alcohol te produce un sueño más ligero, impide que tengas buenos periodos de fase REM y por supuesto te puede despertar, bien porque te da sed, bien porque tienes que levantarte a orinar.

RUTINA PARA LAS MAÑANAS

La idea es incorporar conductas que te ayuden a pasar de estar dormido a un estado de vigilia completa, de modo que puedas empezar el día con energía y ganas de afrontar lo que venga.

Empezar el día con energía es importantísimo, porque si conquistas la mañana, es muy probable que conquistes toda la jornada.

La rutina para las mañanas se basa en cuatro estrategias básicas. Solemos llamarlas los cuatro fantásticos.

1. Exponte a luz intensa cuando te levantes

La presencia de luz es la manera que tiene el cuerpo de darse cuenta de que es de día. Ya sabes que, para ello, nuestra retina contiene esos fotorreceptores llamados melanopsinas.

La cuestión es que estos receptores necesitan una intensidad de luz parecida a la de la luz solar para activarse completamente y, en tu casa, hay diez veces menos luz que en el exterior. Lo cual hace que al cerebro le cueste mucho darse cuenta de que es de día y, por ende, no active completamente tus motores.

Nuestra sugerencia es que, cuando te levantes, te sitúes cerca de una ventana por la que entre mucha luz (por ejemplo, mientras te tomas un café), o bien, en su defecto, te compres unas bombillas que simulen la intensidad de la luz solar y las pongas en la habitación donde sueles desayunar. Si te despiertas cuando aún es de noche, te recomendamos fervorosamente que identifiques la hora a la que sale el sol y, si puedes, lo veas salir. No hay una señal más potente de reseteo de tus ritmos circadianos que ver amanecer.

2. Haz diez repeticiones de algún ejercicio global

Esta pequeña actividad que no supera los treinta segundos es una señal clara para tu cerebro de que hay que ponerse en marcha. Lo llamamos el ejercicio de meterte en tu cuerpo.

Observarás que tiene un efecto espectacular sobre tu estado anímico. Ahora bien, que quede claro que no es una sesión de entrenamiento, sino solo un pequeño empujoncito a las hormonas despertador para que se liberen y un mensaje a la musculatura para que recupere el tono. Piensa que, durante las fases REM del sueño, el tono muscular disminuye.

Nuestros ejercicios preferidos son: flexiones, sentadillas profundas o *burpees*.

3. Acaba la ducha con agua fría

Si tu cuerpo no se activa con una ducha de agua fría, mejor que te vuelvas a la cama.

Ducharse con agua fría aclara la mente, te prepara para el día, predispone al cuerpo para que genere calor y, por tanto, queme calorías, y estimula la proliferación de un tipo de grasa muy particular: la grasa marrón.

Hasta hace poco, se pensaba que esta grasa solo estaba presente en los niños pequeños, pero ahora sabemos que, con los estímulos adecuados, los adultos también pueden desarrollarla. La grasa marrón ayuda a controlar el peso así como a mantener la temperatura corporal. Y parece ser que es altamente antiinflamatoria.

4. Disminuye el ruido de fondo

Una vez se genera el contexto hormonal adecuado para que te enteres de que es de día, muchas veces el cerebro empieza a anticipar todo lo que te puedes encontrar y genera líneas de pensamiento: la reunión de las 11 h, la entrega de las 12 h, la comida de tu hija, la hora con el dentista... E incluso es probable que acuda algún pensamiento negativo (el cerebro es experto en anticipar los peligros del futuro más inmediato). A esto se le llama ruido de fondo y, en general, preocuparse es muy agotador, pues vives las cosas al menos dos veces: la que visualizas y la que finalmente ocurre. Como diría Paul Watzlawick, «es una buena manera de amargarse la vida».

Por lo tanto, el último punto requiere que te entrenes para empezar el día enfocado, enérgico y con pensamientos positivos. Existen varias posibilidades para conseguir este efecto y, para tu fortuna, es probable que, sin darte cuenta, ya las estés practicando.

1. Una posibilidad es tener un ritual matutino de preparación mental: tomarte una infusión mientras lees el periódico, hablar con tu pareja, jugar a un juego del móvil o escuchar las noticias. Todas estas estrategias pueden ser suficientes para conectarte con ese estado corporal de positividad que necesitas. Si preguntas entre tus conocidos, verás que, para algunos, este es uno de los momentos del día de más placer.
2. Usa la técnica del «me siento agradecido por»: esta herramienta diseñada por Julia Cameron es un regalo. Simplemente se trata de responder a la pregunta ¿por qué me siento agradecido hoy? Y escribir tres respuestas.

Cuando te obsesionas con la anticipación y fijas tu atención en el futuro, manifestar agradecimiento, aunque solo sea durante un minuto, es muy efectivo, ya lo verás. Eso sí, es fundamental no poner el piloto automático y acabar escribiendo siempre lo mismo. Piensa en relaciones, oportunidades, algo que te pasó ayer, algo sencillo de tu alrededor... y añade siempre: «Estoy agradecido a los autores de este libro por sus consejos y, si pudiera, los haría reyes del mundo». ;D

Nah, en serio, lo que sí es importante es que lo escribas. Como te comentábamos en la rutina para antes de ir a dormir, una de las técnicas más efectivas para parar líneas de pensamiento recurrente es salir de la mente y escribir.

3. Practica algún ejercicio de atención plena o meditación. Básicamente, se trata de entrenar a tu cerebro en el enfoque-desenfoque.

Gracias a estos cuatro hábitos para tus mañanas (y también un poco al café si quieres) siempre saldremos de casa dispuestos a comernos el mundo.

Ojo, ni son necesarios ni siempre has de realizar los cuatro hábitos. A veces, vale con ducharte con agua fría, otras solo con observar el sol e incluso hay días que no te va a apetecer activarte para comerte el mundo. Todo está bien. Pero, a la vez, déjanos recordarte que la sensación de salir de casa con los cuatro fantásticos ayudándote como superhéroes es, digamos, ¡casi adictiva!

CAPÍTULO 11: CÓMO ORGANIZAR TUS HORAS DE SUEÑO

Una característica importantísima de los seres humanos es nuestra capacidad de adaptarnos a las diferentes circunstancias. Si lo piensas, no somos el animal más adaptado a ningún entorno (probablemente los osos polares están más adaptados al polo norte y los leones a la sabana), pero somos los únicos capaces de vivir tanto en el polo norte como en la sabana.

Es muy relevante tener un organismo adaptado a comer mucho y a comer poco, a correr mucho tiempo y a correr rápido, a luchar contra virus o contra bacterias y, por supuesto, a adaptarse a los imprevistos de la realidad. Ahora con todos los diferentes estímulos que caracterizan la vida del ser humano moderno, la flexibilidad, si cabe, es aún más apreciada. Las noches que se alargan, los fines de semana, los imprevistos del trabajo, la familia... La cuestión es que a su vez sabemos perfectamente que si quieres tener una buena calidad de sueño, al cuerpo le sienta muy bien llevar unos horarios estables. ¿Cómo conseguimos aunar todo esto con lo aprendido hasta ahora sobre los biorritmos y la hora de despertarnos?

Flexibilidad versus rigidez... Veamos cómo vamos a salir exitosos de este problemilla. Para ello vamos a situar un pequeño punto de rigidez sobre el que pivoten los acontecimientos aleatorios de tu día a día: fijar la hora de despertarnos.

Digamos que este punto de rigidez (la hora de levantarnos) es necesario porque, como hemos visto, con nuestros ritmos circadianos fijados por la salida y la puesta del sol, nuestro cuerpo se organiza en torno a este punto de referencia. Debes meditar bien la hora de despertarte porque, una vez la elijas, será la hora a la que te levantarás cada día.

Importante, la hora que escojas se aplicará también para los fines de semana, así que tómate tu tiempo para decidir la hora más realista y que mejor te convenga.

¿En serio? ¿También el fin de semana? Pues sí, es importante que sea así. Cada vez está más claro que muchas personas sufren justamente de lo que se conoce como *jetlag* social. Es decir, un desajuste agudo de los ritmos circadianos sin necesidad de un viaje transatlántico, sino simplemente alterando demasiado los horarios de sueño entre la semana y el fin de semana. Créeme, no se trata de recuperar el fin de semana, sino de que los siete días de la semana te ofrezcan calidad de sueño.

Otro aspecto importante a la hora de elegir tu hora de levantarte es tu cronotipo. El cronotipo es la tendencia innata a ser más una persona de mañanas o de tardes. Seguro que ya te has fijado en que hay personas que madrugan sin problemas y otras, en cambio, están mucho más activas por la noche.

Vale la pena que te hagas estas preguntas antes de decidir la hora de levantarte. Sobre todo si eres una persona de tardes.

Por mucho que hayas oído hablar de los beneficios de levantarse pronto, si eres una persona de tardes y te lo puedes permitir, retrasa la hora de salir de la cama y aprovecha tu momento vespertino de lucidez (ese en que los que son de mañanas ya están para el arrastre).

Nos gustaría poner énfasis en esto. Muchos pacientes han sentido un gran alivio al poder organizarse el día según su cronotipo y, en consonancia, dejar de intentar (porque no lo hacían) levantarse antes para ir al gimnasio (si son de cronotipo vespertino) o saber que no tienen, por ejemplo, que ponerse reuniones decisivas por la tarde (si son de cronotipo matutino).

Una vez hayas reflexionado sobre tu cronotipo y analizado cuál sería una hora realista, llega a un pacto contigo mismo y comprométete a que sea tu hora de despertarte.

El siguiente paso es saber cuándo deberías irte a dormir. Ahora que ya sabes que tu sueño se organiza en ciclos de 90 minutos, lo más habitual es que necesites 5 ciclos, es decir, 7,5 horas. Si has elegido, por ejemplo, despertarte a las 7 h de la mañana, tu hora de acostarte debería ser alrededor de las 23 h. 30 minutos para conciliar el sueño y 5 ciclos de 90 minutos.

Si hicieras esto cada noche, obtendrías 35 ciclos a la semana, aunque si somos realistas, esto es algo que sucederá muy pocas veces. Una salida al teatro, una sobremesa que se alarga, una entrega de última hora, una llamada de un familiar... Por eso aquí es donde aplicaremos la flexibilidad.

Si un día se te pasa la hora de ir a dormir y ya no llegarás a dormir 5 ciclos, simplemente espérate y cuadra la hora de acostarte para dormir 4 ciclos.

Por supuesto, nuestra recomendación es que no abuses de este recurso. De hecho, a medida que vayan pasando los días, comprobarás cuántos ciclos son los ideales para ti. Lo óptimo serían 5, pero muchas personas sienten que necesitan dormir más y añaden, cuando pueden, 1 ciclo más, yéndose a dormir más pronto. Otros, en cambio, notan que, cuando duermen 4 ciclos, se encuentran mejor que cuando duermen 5, así que empiezan a establecer como rutina ese número menor de ciclos.

El hecho de que dejemos de darle importancia a la hora a la que nos vamos a dormir es un gran antídoto a la presión que nos solemos poner encima cuando tenemos problemas de sueño. La hora de acostarse es flexible y la de levantarnos, rígida.

CAPÍTULO 12: PARA ESO ESTÁN LAS DROGAS: SUPLEMENTACIÓN PARA CADA CASO PARTICULAR

En este capítulo, te vamos a explicar la suplementación adecuada para cada tipo de situación en la que puede alterarse el sueño. Recuerda que la suplementación refuerza las medidas de hábitos y ejercicios y que, por sí sola, es mucho menos efectiva o simplemente no funciona. Así que lo mejor es que la utilices una vez ya hayas incorporado en tu vida el plan inicial para la recuperación del sueño.

Lo primero que suele pasar es que no te duermas cuando te vas a la cama. Si te acuestas y no consigues dormirte, pueden estar ocurriendo dos circunstancias:

NO ME DUERMO

No consigues dormirte cuando te vas a la cama...

01

No tienes sueño
y no consigues dormirte.

02

Tienes sueño,
pero no consigues dormirte.

1. No tienes sueño y no consigues dormirte

¿Qué ocurre cuando no te duermes y no tienes sueño?

Cuando llega la hora de irte a dormir y no tienes sueño, probablemente el factor más determinante es que tu cuerpo no se haya dado cuenta de que es la hora de ir a dormir.

Tienes lo que, curiosamente, se conoce como un insulto circadiano, esto es, cuando cualquier acción o conducta confunde a tu reloj corporal y te aleja de los ritmos biológicos propios.

La intervención en estos casos es la siguiente:

- Prepara tu habitación para que por la noche la oscuridad sea total.
- Insiste en seguir al pie de la letra tu rutina presueño y postsueño, reforzando la exposición a luz intensa cuando te levantes, sometiéndote a treinta minutos de luz potente (lo que se conoce como «light therapy» cuando te levantes).
- Además, debes suplementarte con melatonina.

Melatonina

Como has aprendido en este libro, son muchas las hormonas corporales que influyen en el sueño, pero solo una lleva el apodo de «hormona del sueño». Esta es la melatonina. La melatonina es fundamental para dormir, para nuestros ciclos diarios de descanso y actividad y para la regulación de los biorritmos del cuerpo. La melatonina desempeña un papel esencial a la hora de mantener nuestras funciones corporales sincronizadas.

¿Qué es la melatonina?

La melatonina es una hormona que el cuerpo produce de forma natural, principalmente en la glándula pineal en el cerebro. Tiene un ritmo biológico diario: los niveles suben y bajan a lo largo del día y la noche, alcanzan sus niveles más altos por la noche y caen a sus niveles más bajos por la mañana. Este ritmo biológico diario de melatonina está fuertemente ligado al ciclo de veinticuatro horas de luz y oscuridad. Una razón que explica por qué la exposición a la luz nocturna puede ser tan perjudicial para el sueño y la salud.

¿Cómo funciona la melatonina?

La producción de melatonina en el cuerpo es activada por la oscuridad y suprimida por la luz. El cerebro recibe señales claras y oscuras a través de la retina del ojo, que luego se comunican a lo largo del nervio óptico al reloj biológico principal del cerebro, el núcleo superciasmático (SCN).

Este reloj biológico controla el flujo de melatonina y otras hormonas, así como una amplia gama de otros procesos fisiológicos. Cuando está oscuro, el SCN da el visto bueno a la glándula pineal para aumentar la producción de melatonina. Normalmente, los niveles de melatonina comienzan a aumentar de manera significativa alrededor de las 21 h y alcanzan su punto máximo durante la madrugada, antes de caer a niveles muy bajos poco antes del amanecer.

La melatonina permanece baja durante las horas del día, a medida que otras hormonas aumentan para ayudar a mantener la concentración, la energía y el estado de alerta durante toda la jornada.

La duración de la producción de melatonina cambia a lo largo del año, con períodos diarios más cortos de producción de melatonina en verano, cuando los días son más largos, y períodos más duraderos en invierno, cuando las noches son más largas.

Su producción también disminuye con la edad, lo que puede contribuir al aumento de los problemas del sueño, así como al envejecimiento general y la vulnerabilidad a la enfermedad.

Las interrupciones en los niveles naturales de melatonina pueden ir de la mano de problemas de sueño.

Beneficios de la melatonina

Como suplemento, te aporta un sueño saludable y a tiempo. Pero no es un sedante. En su lugar, funciona para promover el sueño ayudando a regular el reloj biológico del cuerpo y los ciclos de sueño y vigilia. La investigación científica muestra que puede ayudar a fortalecer y mejorar dichos ciclos, lo que hace posible adherirse a patrones de sueño más saludables y ayudar a que sea más fácil dormir en un horario regular. Los estudios también indican que puede acortar el tiempo necesario para conciliar el sueño y aumentar las cantidades de sueño en general.

Dosificación

Toma 0,3 mg de melatonina a la hora que se pone el sol y 0,3 mg más dos horas después.

2. Tienes sueño, pero no consigues dormirte

Esta posibilidad puede deberse también a varias opciones.

Opción 1. Estás viviendo un momento de tu vida muy activo y notas que, aunque estés cansado, no tienes sueño. Tienes una sensación parecida a cuando haces deporte intenso por la tarde y, aunque notas el cuerpo rendido, no te duermes.

Si este es tu caso, estás acelerando y frenando a la vez. Tienes un nivel de adrenalina demasiado alto que impide que aflojes el ritmo y, aunque te des cuenta de que toca irse a la cama, a la vez recibes una señal clara de mantenerte activo. Tu objetivo será desintoxicar la adrenalina y disminuir el tono corporal simpático, ese estado corporal de actividad. Para ello podremos recurrir al magnesio.

Magnesio

La principal enzima de desintoxicación de la adrenalina se conoce con el nombre de catecol-o-metiltransferasa. Sus dos cofactores principales son la S-adenosil metionina y el magnesio. Las probabilidades de encontrarnos ante un déficit de magnesio en un estado mantenido de adrenalina elevada son muy altas, de ahí que sea el suplemento de elección inicial.

Dosificación

Elige un suplemento que presente el magnesio en forma de glicinato, pues será más fácil que lo uses a nivel cerebral que en forma de sal. Una dosis adecuada puede ser de unos 300 o 400 mg al día, distribuido en dos tomas.

Opción 2. Cuando te vas a dormir y tienes sueño, pero no consigues dormirte. Esta opción parte de las mismas sensaciones comentadas en la opción 1, pero se le suma mucha actividad mental: la cabeza está activa, pero dispersa. Los pensamientos te alteran o impiden que duermas.

En este caso, debemos proporcionar una ayuda no solo en la desintoxicación de adrenalina, sino en los mecanismos que frenan su producción y estimulan la generación de un estado de calma.

Además del magnesio, debes sumar la siguiente suplementación:

Cannabidiol

En primer lugar, el cannabidiol, o CBD, es un cannabinoide que está disponible en forma de suplemento y tiene varios usos posibles, entre los que se incluyen la ayuda para controlar el estrés y la ansiedad, el dolor y los problemas para dormir. A diferencia del cannabis medicinal, que es ilegal en algunos lugares, el CBD, al no poseer efectos psicotrópicos, es legal en la mayoría de los estados.

Gracias a la comprensión de los mecanismos de protección que tiene el cuerpo ante un estrés corporal, entendemos la eficacia del CBD. Cuando el cuerpo percibe que un estrés es exagerado o elevado, puede producir por sí mismo cannabinoides para atenuar la respuesta de alarma. Parece ser que existen ciertas personas a las que les cuesta más producir estos cannabinoides endógenos, por lo que les servirá de gran apoyo suplementarse con CBD.

Dosificación

Las recomendaciones de dosis son muy amplias y van desde los 10 a los 600 mg.

Nuestra sugerencia es que empieces por una dosis de unos 20 mg por la noche dos horas antes de ir a dormir y, en caso de que no notes efecto, vayas subiendo la dosis de 10 en 10 mg, hasta los 100 mg máximos al día.

L-Teanina

Otra suplementación recomendada es este aminoácido capaz de aumentar los niveles del neurotransmisor de la calma y la relajación (conocido como GABA o ácido gamma-aminobutírico) y otras sustancias químicas calmantes del cerebro, como la serotonina y la dopamina, por lo cual puede ayudar a dormir. Estos neurotransmisores funcionan en el cerebro para regular las emociones, el estado de ánimo, la concentración, el estado de alerta y el sueño, así como el apetito, la energía y otras habilidades cognitivas.

Al mismo tiempo que promueve la sensación de paz y tranquilidad, la L-Teanina reduce los niveles de sustancias químicas «excitadoras» del cerebro relacionadas con el estrés y la ansiedad; es decir, que es capaz de proteger las células del cerebro contra el estrés y el daño relacionado con la edad. Por si fuera poco, parece ser que este aminoácido induce las ondas cerebrales alfa, que se asocian con un estado de «relajación despierta». Ese es el estado mental que experimentas cuando meditas, eres creativo o dejas que tu mente divague al soñar despierto. Las ondas alfa también están presentes durante el sueño REM. La L-Teanina parece desencadenar la liberación de ondas alfa, lo que mejora la relajación, el enfoque y la creatividad.

Otro de los aspectos más atractivos de la L-Teanina es que funciona para relajarse sin sedar. Recomendamos este suplemento si, cuando haces los ejercicios para inducir el estado corporal adecuado para el descanso, tiendes a no notar nada o incluso a ponerte más nervioso.

Dosificación

Las dosis recomendadas siguen un intervalo de entre 100 y 400 mg. Empieza con 100 mg antes de ir a dormir y, si lo necesitas, puedes subir hasta 400 mg según vayas notando o no sus efectos.

Valeriana

La valeriana es probablemente el suplemento herbal más investigado para dormir. Puede que estés familiarizado con ella, ya que es una hierba que se ha utilizado durante siglos como un remedio para la ansiedad y el nerviosismo.

Se suele usar junto al lúpulo para ayudar a combatir la ansiedad y los problemas de sueño (sí, ¡estamos hablando de los lúpulos de la cerveza, pero no equivale a bebértela!). Estas dos hierbas son especialmente efectivas cuando se usan juntas.

La hierba de valeriana, utilizada para dormir y otros fines medicinales, proviene de la planta perenne *Valeriana officinalis*. En realidad, es la raíz de la planta lo que se cosecha para uso medicinal. Originaria de algunas zonas de Asia y Europa, la valeriana tiene una antigua historia como medicamento que se remonta a más de mil años. Históricamente, se ha utilizado para tratar el insomnio, así como la inquietud, el nerviosismo y la ansiedad.

Esta hierba posee un olor muy fuerte que muchas personas encontramos desagradable, así que te recomendamos que la tomes en forma de píldora o tintura para evitar este olor apestoso.

¿Cómo funciona la valeriana?

Principalmente como ansiolítico, ergo alivia la ansiedad y tiene efectos calmantes y sedantes. ¿Cómo consigue la valeriana bajar la ansiedad y promover la relajación?

Una forma, al parecer, es mediante el aumento de los niveles de GABA que nuestro cerebro produce naturalmente. Este neurotransmisor inhibitorio aquieta la actividad de las neuronas del sistema nervioso central, lo que induce a que bajemos revoluciones. Por eso es un importante neuroquímico para el sueño. En niveles saludables, promueve y protege el sueño sano y reparador, aparte de ayudar a asegurar que pasemos la cantidad correcta de tiempo en el sueño de ondas lentas y el sueño REM, las dos etapas de sueño más profundas, además de mental y físicamente más reparadoras. Amamos el GABA.

Dosificación

De 400 a 900 mg al día en una sola toma por la noche como parte de tu rutina presueño.

NO ME PUEDO VOLVER A DORMIR

Otra posibilidad que nos podemos encontrar es que no tengas problemas para irte a dormir, pero tengas problemas para conseguir volver a dormirte.

Aquí también encontramos tres posibles escenarios:

Te despiertas por la noche y no consigues dormirte...

01 Te despiertas a las 2 horas de haberte dormido.

02 Te despiertas en la mitad de la noche.

03 Te despiertas muy pronto por la mañana.

Te despiertas a las dos horas de haberte dormido

Cuando esto ocurre, se debe a que, aunque el cansancio te ha impulsado a dormir, sigues teniendo unos niveles de adrenalina elevados. Debes suplementarte con magnesio y CBD en la dosificación que hemos comentado anteriormente. En caso de que no sea suficiente, añade otro cofactor de eliminación de la adrenalina: la S-adenosil metionina. Debes tomar 400 mg por la noche media hora antes de cenar.

Te despiertas en mitad de la noche

Normalmente, esto ocurre porque has liberado poca melatonina y, una vez empiezas a producir una de las hormonas que te despertará, el cortisol, este rápidamente te saca del sueño. En estos casos, debes ser muy estricto en no exponerte a luz intensa o azul por la noche, es decir, ¡ni se te ocurra encender la luz ni coger el móvil! Mantén a oscuras la habitación y suplementate con melatonina y un adaptógeno conocido con el nombre de *Ashwagandha* o *Withania somnifera*, que te ayudará a mantener unos niveles adecuados de cortisol y a que no te despiertes antes de tiempo.

Dosificación

Melatonina: Para esta situación, toma 1 mg de melatonina antes de ir a la cama.

Withania somnifera: 1.000 mg de raíz de *Ashwagandha* estandarizada al menos al 5 %.

Te despiertas muy pronto por la mañana

Si te despiertas demasiado pronto por la mañana, probablemente tu liberación de cortisol sea exagerada. Para estos casos, debes recurrir también a la *Withania somnifera*.

Dosificación

Withania somnifera: 1.000 mg de raíz de *Ashwagandha* estandarizada al menos al 5 %.

Hasta aquí la suplementación básica asociada a los problemas de sueño.

La combinación de la suplementación con tu rutina presueño y postsueño, con tu organización de horarios de sueño y con tus ejercicios para preparar el descanso generará un cóctel altamente efectivo.

CAPÍTULO 13: EL PROTOCOLO DEFINITIVO DE 21 DÍAS PARA MEJORAR LA CALIDAD DEL SUEÑO

Con todo lo aprendido hasta este capítulo, ya puedes abordar nuestro protocolo especial de 21 días para recuperar la calidad de tu sueño. Recuerda el capítulo 9, eso sí, porque todo lo que te explicamos en él está destinado a que este plan te funcione a las mil maravillas.

SEMANA 1 - EL ANTES Y EL DESPUÉS

En la semana 1, trabajaremos todas las condiciones de antes de irte a dormir y de después del sueño para resintonizar tus biorritmos y entender cuál es el mejor momento para dormir y levantarse.

Día 1

En este primer día, vamos a empezar por elegir la hora de levantarte y a iniciar lo que hemos bautizado como la rutina de los cuatro fantásticos. Como vimos anteriormente, cómo organizar tus horarios en torno a la hora de levantarte es el eje fijo, el pilar a través del cual organizarás tu día. Por eso es lo primero que empezamos a hacer en este plan, pero no olvides que, para decidir tu mejor hora de levantarte, necesitas tener en cuenta estos factores:

1. Sé realista y elige una hora que te permita cumplir todos los compromisos de tu día.
2. Escoge tu hora según tu cronotipo. Si sueles tener más energía por la mañana, proponte despertarte pronto; si rindes más por las tardes, retrasa la hora de despertarte todo lo que puedas para no tener que salir corriendo nada más levantarte.
3. Debes darte suficiente margen para levantarte con tranquilidad. Nada de tener que ir estresado desde que pongas el pie en el suelo.

Además, empezaremos a establecer una rutina matutina que te ayude a indicarle a tu cuerpo que es de día y que encienda los motores de manera adecuada. Ya sabes, la rutina de los cuatro fantásticos, recuerda:

- Exponte a luz intensa
- Haz diez repeticiones de un ejercicio global.
- Date una ducha de agua fría
- Disminuye el ruido de fondo: ritual matutino, ejercicio de «me siento agradecido», ejercicio de *mindfulness*...

Día 2

En el segundo día, empezaremos a corregir típicos hábitos disruptivos del sueño espontáneo. Para ello, evita el café a partir de las 15 h y el alcohol por la noche. Si es algo que no hacías, simplemente mantén la rutina del primer día.

Día 3

En el tercer día, desarrollarás tu rutina de antes de ir a dormir: hora del apagón electrónico, hora de cenar, qué hacer para tenerlo todo listo antes de ir a dormir.

Recuerda algunos trucos que debes cumplir en tu rutina para antes de dormir:

1. Cena pronto, pero quédate saciado.
2. Desconecta aparatos electrónicos y baja la intensidad.
3. Asegúrate de que la temperatura de la habitación es la adecuada.
4. Libérate del estrés del día y deja todo listo para salir al día siguiente.
5. Hidrátate si es necesario.
6. Proporciónate seguridad.

Día 4

En el cuarto día, nos centraremos en dejar la habitación lista para que sea un verdadero santuario del sueño, es decir:

1. Temperatura de la habitación entre 16 y 21 grados.
2. Asegúrate de que no haya ruido o pon un ruido blanco.
3. Evita la luz: pon cortinas opacas en las ventanas o baja las persianas.
4. Comprueba si tienes el espacio suficiente para moverte con libertad.

Día 5

En el quinto día recuperaremos el ejercicio 1 de la página 100 del libro que titulamos como «Pensamiento».

Día 6

En el sexto día, te pedimos que analices, por experiencia previa, si crees que te sienta mejor dormir cuatro, cinco o seis ciclos de sueño. Consideramos que un ciclo de sueño son noventa minutos. Cuatro ciclos son seis horas de sueño; cinco ciclos siete horas y media; y seis ciclos, nueve horas.

Día 7

Y, por último, en el séptimo día, vamos a integrar todo lo hecho hasta el momento yéndote a la cama a descansar las horas equivalentes al número de ciclos que crees que te sentará mejor.

SEMANA 2 - ENTRENAMIENTO SOBRE LOS BOICOTEADORES DEL SUEÑO

Como ahora ya sabes, la capacidad de dormir no se gana ni se pierde, sino que es algo innato de todo ser humano.

Lo que puede ocurrir es que ciertos boicoteadores generen un contexto que impida que tu sueño surja. Por eso, en esta semana, aprenderás cómo lidiar con ellos.

Día 8

Analiza en qué estado te sitúas tanto ante el hecho de irte a la cama como ante el momento en que no consigues dormirte. ¿Se parece al de «lucha o huida» o al de «me siento seguro y a salvo»? Si te sientes seguro, sigue así; de lo contrario, tan solo toma conciencia de en qué estado te enfrentas al descanso.

Día 9

En el noveno día, haremos una pequeña meditación guiada.

Cuidado, este ejercicio no pretende hacerte dormir, de hecho, es mejor que no te duermas, solo requiere prepararte para el descanso. Haz este ejercicio cuando te vayas a dormir, no antes.

Día 10

En el décimo día, queremos que identifiques la aparición de pensamientos recurrentes a lo largo del día o de la noche. Cuando lo hagas, dedica un momento durante la jornada a añadir una coletilla al pensamiento concreto, del estilo «mi mente me está enseñando que».

Prueba también a ponerle una melodía e identifica qué te sienta mejor.

Día 11

En el undécimo día harás el ejercicio de «pon una imagen a tu insomnio» (pág. 113). Es decir, elige tres momentos del día en los que te hayas sentido mal energéticamente y tres momentos en los que hayas estado mejor.

Día 12

Este día realizarás el ejercicio del 333, 222 y 111, ¿recuerdas? El de inspirar y espirar lentamente contando 3, 2, 1 (ver pág. 98).

Días 13 y 14

Haz una meditación guiada.

SEMANA 3 - INTEGRACIÓN EN TU DÍA A DÍA

En esta semana toca integrar todo en tu vida diaria y hacerlo realidad.

Día 15

Empezaremos esta semana con un ejercicio de imaginación. Independientemente de cómo estés durmiendo, se trata de que, en tu día a día, una vez cruces la puerta de tu casa, simules que tus noches son brutalmente buenas. Sí, aunque no hayas dormido, te pedimos que finjas como si durmieras. Este ejercicio puede parecerte chocante, pero haz todo lo que puedas para conseguirlo, ¡solo te quedan siete días más!

Día 16

Planifica los horarios de tu semana: ciclos de sueño por día, horario de comidas y momentos de recuperación. Recuerda que es interesante cenar pronto y que la cena sea pobre en carbohidratos.

Día 17

Revisa el capítulo sobre suplementación y empieza a tomar aquello que se adecúe a tus necesidades.

Día 18

Revisa todo lo avanzado hasta el momento, analiza cómo vas. No solo en lo referido al sueño, sino a tu vida.

Ayer iniciaste la suplementación y, seguramente, te servirá de gran apoyo, pero recuerda esta frase, que además es el título del libro de David Vargas, compañero de la clínica Regenera: «Si no quieres tomar pastillas, debes tomar decisiones».

¿Qué tienes que cambiar en tu vida? ¿Qué conversaciones tienes pendientes? ¿Qué estás dejando para más adelante? Plantéate este tipo de cuestiones trascendentales. Una vez analizado todo, proponte solucionar todo lo que esté en tu mano a partir de este momento.

Día 19

Queremos añadir un punto de cansancio extra a la ecuación, así que, en caso de que no hagas deporte, hemos preparado para ti una sesión especial. Hoy te pedimos que, sí o sí, entrenes. Nos vale con que camines o bailes o con que hagas cualquier cosa que te guste. Cualquier cosa que aumente significativamente tu actividad física.

Día 20

En caso de que notes que necesitas algo más para preparar tu descanso, añade alguno de estos suplementos si no lo has hecho ya: valeriana, magnesio, melatonina...

Día 21

Hoy es el último día del plan. Déjanos confirmarte que estamos orgullosos de ti, de todos los cambios que has integrado en tu vida y de cómo, paso a paso, te acercas a tu objetivo.

La idea de este plan ha sido que notes que tu sueño es ahora más reparador y que tus días son más claros y los vives con más energía.

PARTE 3: «BONUS TRACK». APRENDE A INTERPRETAR LOS SUEÑOS AHORA QUE SÍ LOS TIENES

CAPÍTULO 14: SENTIDO Y SIGNIFICADO DE LOS SUEÑOS

RELACIÓN ENTRE RELATOS Y SUEÑOS

> Un día le decían a Bahaudin Naqshband:
>
> «Nos cuentas historias, pero no nos dices cómo descifrarlas». «¿Tú qué dirías —contestó el narrador— si alguien que viene a venderte fruta se la comiese, dejándote solo con la piel?».
>
> JEAN CLAUDE CARRIÈRE[12]

Ahora que ya duermes, es el momento de darle a los sueños el valor que se merecen. Sí, no podíamos hacer un libro sobre el sueño sin detenernos a entender para qué sirven los sueños y cómo el hecho de entenderlos mejorará tu vida. Este proceso, además, significa para nosotros la apertura de un camino en la relación con el dormir que pone definitivamente punto final a la sensibilización con la que empezaste a leer el libro.

Como te contábamos en la parte más neurofisiológica, durante la fase REM, el cerebro encuentra soluciones emocionales. Y, en ese sentido, soñar sirve para saldar cuentas que no lograste zanjar en tu vida normal. Por ejemplo, lo que no dijiste en el estado de

12. Relato que figura en la contraportada del libro de Jean Claude Carrière, *El círculo de los mentirosos*, Barcelona, Círculo de Lectores, 1998.

vigilia lo sueltas durante tu sueño; la respuesta que no le diste al jefe, pero, definitivamente, se merecía, la sueñas y te quedas más desahogado. Los sueños sirven para conectarse con la familia y con los ancestros, los sueños unifican, ayudan a recuperar recuerdos olvidados o cosas que nos pasaron de niños... Incluso puedes encargar a los sueños que se ocupen de solucionar problemas que no acabas de saber cómo resolver.

Se calcula que en el tiempo que ha pasado dormida una persona de sesenta años, habrá soñado un mínimo de cinco años. Si dormir ocupa un tercio de la vida, alrededor del 25 por ciento de ese tercio está atravesado por los sueños. En otras palabras, el sueño ocupa la doceava parte de la existencia humana.[13]

El sueño es la expresión más secreta de la conciencia, tan profundamente instalado en ella que escapa al control del soñante, ¡y eso es lo bueno! ¡Es tu yo interno desvelándote aquello que se te escapa! Por eso te puede resultar muy iluminador escribir tus sueños y convertirlos en relatos, porque sabemos que pueden ayudarte a sanar en la práctica.

Cada noche, al menos durante dos horas, vivimos la influencia de los símbolos en nuestros sueños. Para Freud (y para nosotros), interpretar estos símbolos es la mejor vía de autoconocimiento. Soñamos con el mar, con el sol, la luna, un gato, un árbol o una casa, con gente relevante en nuestra existencia... y, al despertar, es muy beneficioso reflexionar acerca de qué puede simbolizar para nosotros cada uno de estos símbolos. Esa reflexión puede manifestarse en forma de cuento. De hecho, muchos autores han estudia-

13. Jean Chevalier y Alain Gheerbrant, *Diccionario de los símbolos*, Barcelona, Herder, 1999, pág. 959.

do cuál es el origen de los relatos. ¿Por qué tenemos esa tendencia a contar historias?

La primera hipótesis relevante dice que los relatos nacieron de la necesidad que tiene el ser humano de narrar sus sueños.

Desde siempre, las personas han contado, escrito y escenificado relatos de sueños para que sus cuentos le hablen al propio soñante. La relación entre sueños y cuentos es muy estrecha. Ludwig Laistner planteó en el siglo XIX que los temas fundamentales de los cuentos de hadas y de los relatos folklóricos provienen de la actividad onírica.

> Lo maté en sueños y luego no pude hacer nada
> hasta que lo despaché de verdad. Sin remedio.
>
> MAX AUB[14]

En muchas sociedades antiguas, e incluso en algunas aún vigentes, se considera lo soñado como real. Así, si alguien ha soñado que estaba en el cielo y que conversaba con un águila que le daba recomendaciones acerca de cómo conducir su vida, se sentirá autorizado a contarlo a la mañana siguiente como un hecho concreto y real, sin tener que aclarar que aquello ha sucedido durante un sueño. Desde esta visión, es así como nacen los relatos.

La corriente literaria del realismo mágico constituye un buen exponente de lo que estamos diciendo. Léete *La casa de los espíritus* y entenderás de qué estamos hablando.

14. Antonio Fernández, «Crímenes ejemplares», *La mano de la hormiga*, Madrid, Ed. Fugaz, 1990.

Trampas mito-lógicas

> Un padre y una madre centauros contemplan a su hijo, que juguetea en una playa mediterránea. El padre se vuelve hacia la madre y le pregunta: «¿Deberíamos decirle que tan solo es un mito?».
>
> KOSTAS AXELOS, *Cuentos filosóficos*[15]

La segunda hipótesis es que los relatos expresan importantes procesos psíquicos humanos. Pongamos por caso que el inconsciente del gran escritor de relatos Jorge Luis Borges vive una experiencia original y desconocida y luego su parte consciente intenta comunicarla lo mejor que puede. Pero lo hace desde una posición precaria, porque anda buscando las palabras adecuadas para hacerlo, dada la novedad que supone para él esta experiencia. Y fíjate que, finalmente, obtiene un buen resultado. Intenta hacer tú lo mismo después de una noche movidita oníricamente y a ver qué pasa.

> Claro que creo en los sueños. Soñar es esencial,
> puede ser la única cosa real que exista.
>
> JORGE LUIS BORGES

15. En Fernández, A., *La mano de la hormiga*, Madrid, Ed. Fugaz, 1990. Citado en *Cuentos que curan*, pág. 30, Barcelona, Océano Ámbar, 2005.

La tercera hipótesis habla de que los cuentos expresan verdades filosóficas esenciales. E incluye dos categorías:

- **La primera son los mitos:** desde este enfoque, algo es cierto porque ocurrió una primera vez y con ello fundó una vía de comprensión de la realidad. Algo es cierto porque nos lo enseñaron nuestros antepasados, porque desde siempre se ha hecho así y punto. Esta hipótesis habla de cuestiones tales como cuándo fue la primera vez que los seres humanos aprendieron a pescar o comenzaron a vivir bajo techo o aprendieron a cantar o bailar.
- **La segunda categoría son los arquetipos:** imágenes fundantes de la vida que no se pueden atrapar con el pensamiento, solo pueden intuirse mediante la expresión de símbolos. Aunque ya lo desarrollaremos más adelante, podríamos adelantar que el arquetipo es el molde original con el que se fabrican los ejemplos concretos de los personajes, como aquellos arquetipos de dioses que supuestamente se extraviaron en la antigüedad, pero nadie ha visto nunca.

Un ejemplo de mito altamente simbólico es el siguiente, que narra cómo nació el baile:

El alacrán y el baile

Akeké, el alacrán, vivía en una cuerda floja.

El cielo sostenido por los hermanos Sapa y Sapo empezó a descender porque ellos se cansaron. Los hombros se les ampollaron y ya eran postillas negras y hombros chatos.

El alacrán se cansó del cielo y bajó por la cuerda. Llegó a la Tierra contento, pero a los pocos días se empezó a aburrir.

Pensó en qué pensaría y terminó sin pensar.

Le dio, entonces, por picar.

Picó al primer hombre que se cruzó en su camino.

Y el hombre saltó.

Luego esperó a que pasara una pareja de un hombre y de una mujer. Cuando la pareja pasó, la picó, y el alacrán dejó de aburrirse porque la pareja bailó del dolor toda la noche.

Entonces avisó a todos los alacranes para que cogieran la cuerda y bajaran.

Ellos bajaron y picaron a diestra y siniestra. Y ahí nació el baile. De la picada de Akeké.

MIGUEL BARNET[16]

La cuarta hipótesis habla de que los cuentos son explicaciones de la naturaleza. Como si los relatos fueran un disfraz de los fenómenos naturales. Desde esta perspectiva, hay cuentos que hablan del origen del sol o acerca de cómo se creó el mar.

16. Bernardo Ortín, «Los perros mudos», *Cuentos que curan*, Barcelona, Océano Ámbar, 2005.

FUNCIONES DEL SUEÑO

La mente es paradójica, o sea que funciona combinando ideas polarizadas y antagónicas. Te lo explicamos.

En ocasiones, una alegría persistente o prolongada nos hace recordar episodios en los que experimentamos tristeza. No hay nada más extraño que una serie de días buenos. Al quinto o sexto día, el inconsciente empieza a evocar que la vida también es triste. Por el contrario, cuando experimentamos dificultades, en algún momento pensamos que la vida también es bella. El sueño es la gran herramienta de compensación e integración de estos pares o polaridades. En este sentido, aspira a una versión de la existencia que la explique en su totalidad.

A veces, soñamos con aquello que no sucedió cuando estábamos despiertos.

Seguro que alguna vez has soñado con algo que te ocurrió el día anterior, a lo que diste una determinada respuesta, y en el sueño aparece la parte de tu personalidad que no intervino en ese momento o incluso aquello que te quedaste con ganas de manifestar. En otras ocasiones, el sueño confirma que lo que hiciste o decidiste sobre algo fue correcto y coherente con tu modo de ser. Incluso el sueño puede amplificar ese punto fuerte de tu personalidad. También tiene funciones resolutivas: en algunos casos en los que algo fue difícil de resolver o la situación no evolucionó según tu deseo, o te preocupó en exceso, puedes soñarlo en una realidad más amplia, de tal modo que su repercusión en tus emociones cambia al contemplar más elementos positivos.

Así pues, en concreto, la actividad onírica tiene las siguientes funciones operativas:

- Es necesaria para el equilibrio biológico y mental, como respirar y alimentarse. Afronta cuestiones reprimidas en la vigilia y hace emerger problemas que necesitan resolverse. Escenifica soluciones que familiarizan a la mente con la forma de resolver las situaciones.
- Informa sobre el propio estado psíquico presente del soñante, a veces insospechado y, por tanto, siempre sugerente. En ocasiones, propone mecanismos de identificación con personajes o elementos aparentemente lejanos.
- Es un importante equilibrio compensador del psiquismo y de la regulación psicobiológica. Los deseos, angustias y frustraciones del soñante encontrarán en la actividad onírica una solvente compensación. Por el contrario, la falta de sueños prolongada suele producir falta de sentido en la vida, percepción alterada de la realidad e incluso desórdenes graves de adaptación.
- Acelera los procesos de individuación, es decir, participa en la construcción de la identidad del individuo.

DIVERSAS FORMAS DE INTERPRETAR LOS SUEÑOS

- En el Antiguo Egipto, el sueño tenía un valor premonitorio. Para ellos, era Dios el que creaba los sueños para indicar el camino a los hombres cuando estos no podían adivinar el porvenir.
- Para la cultura de los indios andamán, en el golfo de Bengala de la India, es el alma quien produce los sueños. El alma es la parte maléfica del ser que sale por la nariz y realiza fuera del cuerpo las hazañas de las que el ser humano tomaría conciencia en el sueño.
- Para los indios de América del Norte, el sueño es el signo último y decisivo de la experiencia, el sello de la legalidad y la autoridad. Otorga el poder al chamán, ordena las guerras y las partidas de caza, y funda las liturgias.
- Para los bantú de Kasai, en el Congo, los sueños son referidos por las almas que se separan del cuerpo y van a charlar con el alma de los muertos.[17]
- En nuestra cultura más contemporánea, nos encontramos con dos versiones analíticas:
    - **a.** Para Freud, el sueño es un mensaje del pasado que busca e insiste en ser interpretado.
    - **b.** Para Jung, es la presencia de un símbolo o arquetipo que puede ayudarnos a anticipar y afrontar el futuro. El sueño, desde esta perspectiva, es una preparación para la vida que está por venir.

---

17. Marie-Louise von Franz, *Sobre los sueños y la muerte*, Barcelona, Kairós, 1992.

TIPOS DE SUEÑOS

Partamos de la base de que es arriesgado clasificar y tipificar los sueños porque cada uno de ellos puede pertenecer a distintas categorías y rangos. Por ello vamos a mapear con flexibilidad este territorio tan amplio para poder transitarlo. Así, podemos establecer la siguiente tipología de sueños:

- **Profético o didáctico**, que advierte sobre un acontecimiento crítico presente, pasado o futuro, y aporta una vía de acción para resolverlo o, simplemente, para interpretarlo.
- **Iniciático**, que introduce al soñante en otro mundo que, normalmente, desconoce o que le inquieta en algún sentido.
- **Telepático**, que conecta con el pensamiento de otros.
- **Visionario**, que transporta a otros grados de conciencia que la vida ha ido atrofiando, como la percepción intuitiva o la emoción a la que va unida el relato.
- **De presentimiento**, que acentúa una posibilidad entre otras muchas.
- **Mitológico**, que reproduce un arquetipo necesario para el afrontamiento de una experiencia determinada.[18]

18. Para este tema sobre símbolos y arquetipos, ver especialmente: Carl G. Jung, *AION. Contribución a los simbolismos del sí-mismo*, Barcelona, Paidós, 1997.

Además, podemos hablar de otras clasificaciones de los sueños en función de su utilidad:[19]

- El **sueño ordinario** aborda cosas de la vida cotidiana, a veces en tono humorístico.
- El **sueño canalla** encara la sombra o aspectos reprimidos; es aquel en el que hacemos algo extraño que no haríamos en la vida ordinaria.
- El **sueño de confirmación** narra lo que hemos decidido hacer en algún asunto que nos preocupaba.
- El **sueño predictivo** representa acontecimientos de cómo se desarrollará algo en el futuro o ayuda a que estos sucedan.
- El **sueño de prospectiva** también está orientado al futuro y presenta posibilidades y alternativas de acción.
- El **sueño psíquico** implica percepciones espontáneas no basadas en el conocimiento del exterior.
- El **sueño lúcido,** en el que sabemos que estamos soñando, como si observáramos el sueño dentro de otro sueño.
- El **sueño de vigilia o ensoñación** se produce despierto, es lo que se diría *soñar despierto.*

19. Strephon Kaplan Williams, *Manual para la interpretación de los sueños,* Madrid, EDAF, 1990. Sistema basado en los principios del método Jung-Senoi, págs. 260-261.

Ejercicio

De entre los descritos, ¿qué tipo de sueños sueles experimentar últimamente con más frecuencia? ¿Puedes relatarlos?

El árbol de los sueños

Si no identificas tus sueños con ninguno de los anteriores, quizá te resulte útil este *árbol de los sueños.*[20] Sin lugar a dudas, la figura que todos tenemos en nuestro imaginario como interpretador de los sueños es el chamán, el brujo... La inmensidad de relatos que han surgido desde su perspectiva psicomágica e intuitiva ha dado lugar a una bella metáfora donde los diferentes tipos de sueño crecen desde el tronco con sus ramas y cumplen cada uno una función. Entre las ramas oníricas se pueden encontrar los siguientes tipos de sueños:

- **Evolutivos.** Sueños que conducen al soñante a un escenario místico o meditativo. También es el sueño de los recién nacidos que conectan por primera vez con los arquetipos que rigen la mente y la naturaleza. Esta rama de sueños se enfoca a un propósito luminoso.
- **Asimilativos.** Sueños que están enfocados a limpiar lo negativo que se experimenta durante el día. Dolores

20. Armando Carranza, *Enciclopedia de los sueños*, Barcelona, Planeta, 2001, págs. 14 y ss.

no expresados o palabras que quedaron dentro del soñante y le provocaron sufrimiento son saldados durante el sueño. Esta rama está vinculada a los contextos que habita el soñante usualmente, como su casa y otros escenarios de socialización.

- **Creacionistas.** Son los sueños lúcidos que, mediante entrenamiento o de modo accidental, permiten la participación de la conciencia, de modo que la voluntad del soñante colabora en el relato. El inconsciente trabaja aquí mientras el consciente duerme. Las visiones y premoniciones intuitivas son el campo de esta rama.
- **Animistas.** En estos sueños es preciso que el soñante experimente conexión con campos trascendentes. Está vinculado a la práctica del chamán.
- **Sugestivos.** Se llega mediante el trance hipnótico. También ocurre cuando vemos alguna película de cine o leemos un relato en el que se nos sugieren múltiples soluciones alternativas, esto es, soluciones distintas a las que pensábamos conscientemente para afrontar el problema o situación que nos preocupa.
- **Involutivos.** El pensamiento consciente se convierte en obsesivo e inunda la conciencia provocando manías repetitivas de las que no podemos prescindir. Por ejemplo, mantener limpio todo lo que nos rodea para que las manos y el propio cuerpo no se contaminen.
- **Tutelados.** Se relacionan con el empleo racional y analítico de arquetipos. El psicoanálisis emplea esta rama de los sueños, entre otras terapias.

- **Artificiales.** Se trata de una ensoñación inducida desde el exterior por medios químicos como el tabaco, el alcohol y otras sustancias, con las que llega a ejercerse violencia contra el cerebro. Antaño se les llamaba sueños del opio y actualmente se refiere a los sueños inducidos por sustancias, como las anfetaminas o la cocaína que, buscando una pretendida lucidez, arrancan a la mente del sueño llevándola a estados de alienación. El uso inadecuado de esta rama, sin un objetivo elevado, puede conducir al soñante al desorden emocional y psíquico.
- **El sueño eterno.** Actividad onírica vinculada a la pulsión relacionada con la muerte. Es el sueño mortal que no deja despertar a la víctima y que tiene algunas subdivisiones como los muertos en vida o zombis, o los muertos frustrados o resucitados: personas declaradas muertas, pero que vuelven a la vida y hablan de un túnel u otras imágenes relacionadas con visiones onírico-religiosas.

Ejercicio

¿Con qué tipos de sueños te sientes más identificado? ¿Qué otros tipos no has experimentado nunca? ¿Ha sido así en todas las épocas de tu vida o bien hubo etapas en las que experimentabas unos tipos de sueño más que otros?

EL SUEÑO AYUDA A CREAR LA REALIDAD

Una función esencial del sueño es la conexión con los mitos y la creación de la realidad tal y como ahora la conocemos. Bernardo Ortín en concreto tuvo un sueño en el que experimentó el origen y nacimiento del lenguaje.

Aquí lo tienes a tu disposición:

> Hoy he soñado con un torrente de colores, tamaños, formas, brillos y sombras. He soñado con un océano de sonidos como voces sin palabras, con sensaciones, temperaturas...
>
> He sentido un pensamiento trabajoso y pesado que rondaba mi cuerpo como un viento circular de ideas repetidas.
>
> Sé que he soñado con los primeros momentos de la Creación, con las cosas que había al principio, antes de que fueran nombradas.
>
> He despertado en el momento en que mi imaginación comenzaba a destilar palabras, cuando los colores, los sonidos y todas las cosas comenzaban a nombrarse.
>
> Retengo el escenario de un gran reloj de arena desde cuya parte superior caen las figuras, los colores, las voces, las sensaciones y emociones... todo lo que había antes del lenguaje.
>
> He despertado en ese momento de transición y he comprendido como nadie cómo las cosas adquieren su nombre. Y lo sé porque lo he visto, lo he oído pasar por la breve cintura de cristal del reloj de arena.
>
> Y en ese momento vívido de la conciencia, en el que me hallaba más despierto que nunca...
>
> Me he despertado.

Ejercicios

- Escribe un sueño como si lo consideraras un episodio real.
- Escribe una anécdota que hayas experimentado en vigilia como si fuera un sueño.

¿INTERPRETAR SUEÑOS O EXPERIMENTARLOS?

Seguramente te ha pasado que, cuando sueñas, tiendes a buscar un significado directo, como si te fuera a hacer una revelación. Pero para acceder al significado de un sueño es mejor experimentarlo que interpretarlo, ya que el soñante, más que conocer el mensaje del sueño, lo *re*-conoce.

Y es oportuno iniciar este tema con esa cautela. Debemos huir de la idea de que hay un significado necesario que da sentido a nuestros sueños, al que hay que acceder, porque nos está esperando como la verdad indiscutible al final del camino. Esta vía interpretativa, al estilo de oráculo infalible, no resulta demasiado útil. Tiende al predeterminismo y limita la libertad de acción que el sueño nos posibilita.

Por ello, es aconsejable que las vías de trabajo con sueños se enfoquen en torno a los siguientes pasos:

1. Escribir el relato del sueño o expresarlo a través de distintos lenguajes artísticos, como la pintura, el modelado, la dramatización, la música, la danza o la expresión corporal, dejándose llevar por la expresión del relato sin censuras.

   También es interesante que una vía expresiva te lleve a otra. Por ejemplo, escribir un sueño y, al releerlo, dibujar o pintar lo que te sugiere el relato, estableciendo múltiples combinaciones entre distintas formas expresivas.
2. Identificar los símbolos y elementos más significativos del sueño y, aplicando la estrategia anterior, representarlos de algún modo, como escribirlos o dibujarlos en una tarjeta.
3. Ubicar los elementos del sueño para visitarlos imaginariamente y percibir, a través de la intuición, qué mensaje nos quieren transmitir.
4. Establecer un diálogo con ellos.
5. Y, transversalmente a todo lo anterior, es preciso sostener nuestra experiencia del mundo en ese momento, nuestras sensaciones, intuiciones y opiniones. En definitiva, qué conciencia teníamos antes y después de dormir. Todo ello para que el relato del sueño nos ayude a encontrar significados.

Existe una división paradójica acerca de la interpretación de los sueños:

1. Para Freud, es la expresión e incluso el cumplimiento del deseo rechazado por el consciente.[21]

   A veces soñamos lo que no nos atrevimos a decir en una conversación mantenida hace poco o mucho tiempo. O incluso lo que no hicimos en el pasado y hubiéramos deseado hacer. Por ejemplo, cuando sueñas que le contestas al maestro lo que debiste responder en su día.

2. Para Carl Jung, es la autorrepresentación espontánea y simbólica de la situación actual del inconsciente.[22]

   En estas ocasiones soñamos con cosas que aún no han ocurrido, pero que deseamos hacer, y el mismo sueño nos indica cómo podemos afrontarlas de la mejor manera posible en el futuro.

   Puedes soñar, por ejemplo, con momentos en los que te sentiste capaz de encarar la vida y, sin tener hijos, que en el sueño aparezcan los que serán tuyos algún día. El sueño es un ensayo de cómo será tu vida futura. Te viene a decir que serás capaz de sacar a tus hijos adelante.

El sueño escapa a la voluntad y responsabilidad del soñante. Pero es la expresión de su actividad mental al margen de la actividad en vigilia, es un puente desde su plano más biológico al más espiritual.

21. Sigmund Freud, *La interpretación de los sueños* (3 volúmenes), Madrid, Alianza Editorial, 2011.

22. Carl Gustav Jung, *El hombre y sus símbolos*, Barcelona, Caralt, 1997. Especialmente las páginas 17 a 69.

NARRACIÓN APROXIMADA DE UN SUEÑO

El ojo de la caverna

Derrumbado en el fondo de la caverna, observo el exterior. Desde hace días falta la luz, mi clorofila se apaga.

Oigo los matices del sonido de la lluvia: suave contra las hojas de los árboles, sordo contra el tronco y más sonoro cuando llega al suelo. El ritmo del agua va creciendo a ráfagas y me inquieta.

Tengo sueño, pero no me vence. Debo moverme para parar esta agitación interna, intentar dormir. Descansar en el límite en el que comienza la excitación.

Pensar en reposar, sin poder hacerlo. Imaginar sin una imagen clara. Muchos significantes, ningún significado. Los ojos se abren y se cierran mediante músculos que antagonizan hasta la parálisis.

Confío en que la fiera no me encuentre, no podrá olerme con esta lluvia. Todo ha sido muy rápido. He oído los gritos de los demás, algo lejanos durante la noche. No sé qué hago aquí. Desde mi agotamiento, visito el pánico.

La puerta de la cueva tiene forma de ojo abierto, respirar me da frío. Un frío que coge ritmo en el centro del pecho. Una sensación térmica que se va transformando en una insistente gota de agua.

El golpeteo del agua me despierta... miro al techo ya despierto y descubro una nueva gotera.

Me alegro al ver mi habitación que se ha ido transformando en un lecho acogedor en este tiempo de cuarentena.

BERNARDO ORTÍN

En L'Eliana, Valencia, a 18 de abril de 2020, en pleno confinamiento

Análisis del sueño

Hay que decir, en primer lugar, y como ya hemos comentado en otros apartados, que no es adecuada una interpretación cerrada del sueño en función de los símbolos y la narración que podemos hacer de él. Los elementos que aparecen funcionan como sugerencias para activar la intuición del soñante, pero en ningún momento son factores predictores e inmovilistas de la interpretación de la historia. Por ejemplo, no siempre soñar con insectos significa que tienes obstáculos por superar, como se puede leer en algunos textos marcadamente interpretativos. A veces, sueñas con insectos porque, durante el día, viste uno que te llamó la atención en la pared de tu casa y tu sueño lo reproduce.

Verbalizada esta salvedad, podemos hacer las siguientes apreciaciones, a tenor de las clasificaciones de sueños realizadas en este capítulo.

El sueño nos introduce en un contexto altamente simbólico como es la caverna, que representa la prisión que experimenta el soñante, basada en las apariencias sociales y superficiales y la necesidad de profundizar en lo cierto y lo auténtico en la vida.

El contexto de la caverna propone una dimensión iniciática, ya que nos introduce en un contexto nuevo que da nuevas informaciones y también tiene una perspectiva mitológica en la que se encuadra la historia.

El sueño tiene elementos sensoriales muy relevantes, ya que las transiciones de estados de conciencia del soñante se realizan mediante elementos como la falta de luz, el sonido de la lluvia, el olfato de la fiera y los gritos de los demás.

La transición del sueño al despertar también se desarrolla desde la gota de agua de la cueva a la gotera de la habitación en la que duerme el soñante. En consecuencia, también tiene una dimensión de sueño psíquico que implica percepciones espontáneas no cimentadas en el conocimiento de la realidad, sino en el establecimiento de alarmas imprevistas.

También podríamos decir que el presente sueño tiene un aspecto de sueño tutelado por arquetipos como la caverna y la fiera.

Es importante contemplar la situación consciente al despertar, ya que este sueño tuvo lugar en pleno confinamiento, momento de incertidumbre importante acerca de cómo iba a desarrollarse el futuro y qué cambios introduciría la pandemia en nuestras vidas.

CAPÍTULO 15: SÍMBOLOS Y ARQUETIPOS EN LOS SUEÑOS

> No es cierto que vengamos a este mundo a vivir, venimos solo a soñar.
>
> Poema azteca, anónimo

Qué es eso de los arquetipos, te preguntarás. Pues el sueño tiene una vía individual, de biografía de tu vida; pero tiene también una vía colectiva, porque estás inmerso en la cultura del país y del continente en el que vives, de los tiempos en los que has nacido y estás desarrollándote, y los traductores de esa cultura son los arquetipos, las figuras esenciales, todo lo que anima a la vida. En otras palabras, son las imágenes que pueblan nuestro pensamiento y ejercen diversas influencias sobre él, motivo por el cual pueden aparecer en los sueños. Están más cerca de la intuición o de la movilización de nuestra mente sensorial que de la gestión directa de la palabra y, aunque también contribuyen a ella, no se pueden expresar ni fácil ni totalmente. Pero seguramente tú ya los tienes integrados y sientes claramente cuáles son los que más te identifican o aquellos que son tus favoritos. Y si no lo sabes todavía, con la descripción que te hacemos en este capítulo, vas a ver claro cuál te resuena más.

Estamos ante la idea de *Arquetipo* que acuña Jung[23] y que proviene de la fusión de dos teorías: el concepto del inconsciente

23. Carl Gustav Jung, *Arquetipos e inconsciente colectivo.* Barcelona, Editorial Paidós, 1970.

(Freud, 1915) y la idea de la representación colectiva (Durkheim, 1898). Los símbolos y arquetipos son las partes que los anhelos de la humanidad han proyectado en piedras, árboles, firmamento, naipes y demás creaciones culturales para que los sucesores de la vida, los que vienen después, las recojan cuando les hagan falta. Son como los avisos que los que estuvieron dejan a los que vienen. Los arquetipos funcionan también como partes olvidadas de nosotros mismos que heredamos por la vía colectiva de la humanidad. La expresión del arquetipo nunca puede realizarse de una manera completa. Siempre queda algo para la siguiente ocasión, es una interpretación siempre inacabada. Sería como explicar lo que significa para ti una obra de arte determinada, como un cuadro o una danza. La palabra no puede abarcar todo ese significado, al acabar de hablar queda una parte que no ha sido explicada y que movilizará el deseo de continuar haciéndolo.

Imaginemos el arquetipo como el molde con el que se hicieron los primeros ejemplares de lo que él representa. Piensa que tiempo después, ese molde se rompió o se perdió, de modo que solo quedaron los ejemplares que se moldearon con él. Por ejemplo, cualquiera ha visto personas enamoradas, pero nadie ha visto el amor. En este caso, el amor es un arquetipo. Lo mismo podríamos decir de la justicia, la paz, el conflicto... o de otros tantos arquetipos.

Los símbolos están presentes en momentos significativos de la existencia y hay una diferencia importante entre que un arquetipo nos influya o que nos posea. A continuación, exploraremos algunos de ellos, cuya influencia podemos reconocer en nuestros sueños.

Clasificación y descripción de arquetipos

¿Qué símbolos o arquetipos se cuelan en nuestros sueños? ¿A qué grandes temas responden? Las preocupaciones que solemos tener en la vida y que suelen volver a nuestra mente recurrentemente y, por lo tanto, a nuestros sueños, responden a los siguientes tres asuntos esenciales:

1. El origen de las cosas. Ciclos y eventos significativos que pautan y ordenan nuestra vida. El soñante suele mantener cierto interés inconsciente en saber de dónde viene todo y también si existen algunos sucesos que pautan la vida.
2. Instancias que simbolizan distintos aspectos del yo. ¿De cuántos aspectos se compone el yo? ¿Cuáles son conscientes y cuáles inconscientes?
3. Figuras simbólicas que influyen en nuestro entorno vital y cotidiano.

El origen de las cosas. Ciclos y eventos significativos

> Hace unos años me asustaba el otoño. Ya soy invierno.
>
> Benedetti, 1999[24]

Como bien sabrás, la vida está constituida por ciclos como el día y la noche, la actividad y el descanso, el transcurso de la semana o de las estaciones del año. Y también el sueño o la vigilia. El ser humano es sensible a estos ciclos que dan ritmo a la existencia, como lugares que le invitan a posar la mirada para descansarla de la inmensidad de la realidad total. Construimos el sentido de su identidad tomando como referencia hechos, personales o colectivos, que afectaron a su existencia o a la de personas con las que se siente vinculado.

Soñar con esos momentos vitales cíclicos relevantes acentúa la sensación de identidad, momentos como el nacimiento, la muerte y rituales de repetición como aniversarios de hechos importantes o cumpleaños. Por ejemplo, a veces puedes soñar que vuelves a la escuela a hacer un examen. Esto puede constituir un ritual significativo en este sentido: soñar que vuelves a hacer algo que fue costumbre para ti y que solía relacionarse con cierta inquietud, pero que en los sueños puedes retomar con otra actitud.

24. Mario Benedetti, *Rincón de Haikus*, Santiago de Chile, Ed. Cal y Canto, 1999.

Símbolos relacionados con el origen de la verdad

> No hay nada en este mundo que no se pueda realizar en sueños.
>
> Gabriel García Márquez

Pensar o soñar sobre lo verdadero o lo más cierto tiene relación con dos grandes tradiciones simbólicas: la primera defiende que la verdad está en el origen. Uno de los mitos que representan esta tendencia es el diluvio universal. Algo que ocurrió al principio de todo y marcó el devenir posterior de las cosas. A partir del diluvio, todo cambió y, para referirnos a algo anterior a lo que conocemos, lo encuadramos en lo *antediluviano*. Entrarían en este grupo los sueños referidos a animales o seres mitológicos que nos revelan la primera vez que ocurrió algo. O la visita a lugares ancestrales donde algo relevante ocurrió por primera vez.

La segunda afirma que la verdad está al final del camino. La realidad se transforma. Un mito que explica este pensamiento es el del río. «No podrás bañarte dos veces en el mismo río», decía Heráclito. La verdad está por venir y es fruto de la evolución del conocimiento. En este sentido, las teorías son los lugares a los que a menudo se llega cuando el pensador se ha cansado de reflexionar. Los sueños intuitivos que presentan el desenlace de situaciones dudosas tendrían que ver con esta clasificación.

Símbolos relacionados con el origen de la humanidad

En cuanto al origen de la humanidad, podemos establecer una comparación entre dos símbolos y los estilos de pensamiento que cada uno de ellos genera y que a menudo pueblan los sueños. La primera hipótesis habla de la utilización de la herramienta: este símbolo nos conecta con la idea de fragmentación y dominación de la naturaleza. Divide al grupo humano entre los que la poseen y los que no. También se relaciona con una atención centrada en los objetos materiales y con una orientación hacia la objetividad. A veces soñamos que andamos en busca de una herramienta esencial para acometer una tarea. O que sin ella no nos dejarán formar parte de una tribu determinada.

La segunda se refiere al intercambio de víveres, relatos, saberes... Este símbolo se orienta a imágenes, pensadas o soñadas, de fusión con la naturaleza y con la conciencia ecológica, y genera un mayor predominio a la subjetividad. Desde este punto de vista, la realidad del mundo es construida en el interior del observador. Representa la armonización de posiciones contrarias y cómo la comprensión de la realidad se amplía con la suma de alternativas y el intercambio de víveres, relatos y concepciones culturales. Dice el poeta que, si intercambiamos una moneda del mismo valor con alguien, nos vamos a casa con el mismo dinero. Pero si intercambiamos un relato, nos vamos a casa con dos historias. Sueños en los que participamos de comidas sociales en las que cada participante ha traído un guiso que comparte con los demás formarían parte de este grupo.

Instancias del yo

Pensar en la identidad personal es un delirio evanescente. El ser humano está compuesto de muchas instancias que lo definen y que toman el mando en función de las necesidades que la vida nos plantea. Dentro de este amplio panorama, presentamos las instancias del yo que pueden aparecer en los sueños y que consideramos más relevantes:

- ***Self* o sí mismo:** identifica la totalidad de la persona en todas sus dimensiones. Se refiere a la noción del sí mismo.
- **Ego:** lo que reconocemos en nosotros y creemos que es nuestra identidad. Cómo nos presentamos ante los demás.
- **Superego:** instancia de la persona que observa críticamente al yo procurando su mejora y aproximación a su yo ideal.
- **Ello:** reserva de energía psíquica inconsciente que procura la satisfacción de impulsos básicos y que opera según el principio de la satisfacción del placer.
- **Ánimus:** es el aspecto masculino interno en la mujer.
- **Ánima:** es el aspecto femenino interno en el hombre.
- **Sombra, fantasmas y monstruos imaginarios:** este apartado merece una mención especial en el campo de los sueños. Desde muy niños, intuimos lo que no gusta de nosotros a nuestros mayores. Este aprendizaje está vinculado con que nos acepten en nuestra comunidad, lo cual es el mejor modo de defender la vida. Se trata de un material que vamos depositando fuera de nuestra vista, tratando de ocultarlo. La energía psíquica que reprimimos con estas sombras forma el conjunto de aspectos no adaptativos e indeseados.

Lo que ocurre es que no estamos diseñados para ocultarlos siempre, de modo que durante el resto de la vida se proyectan involuntariamente en muchas y distintas situaciones.

Una pesadilla

Cerré la puerta de mi departamento y me dirigí al ascensor. Iba a llamarlo cuando un personaje rarísimo ocupó toda mi atención. Era tan alto que yo debí haber comprendido que lo soñaba. Aumentaba su estatura un bonete cónico.

Su rostro (que no vi nunca de perfil) tenía algo de tártaro o de lo que yo imagino que es tártaro y terminaba en una barba negra, que también era cónica.

Los ojos me miraban burlonamente. Usaba un largo sobretodo negro y lustroso, lleno de grandes discos blancos. Casi tocaba el suelo. Acaso sospechando que soñaba, me atreví a preguntarle, no sé en qué idioma, por qué vestía de esa manera. Me sonrió con sorna y se desabrochó el sobretodo. Vi que debajo había un largo traje enterizo del mismo material y con los mismos discos blancos, y supe (como se saben las cosas en los sueños) que debajo había otro.

En aquel preciso momento sentí el inconfundible sabor de la pesadilla y me desperté.

Jorge Luis Borges, *Atlas*

En este sueño, Borges utiliza un modo de relato muy universal y quizá pueda resonar en alguna parte de la conciencia del lector. Además, muestra cómo, a partir del estímulo de una figura inquietante, se activa un estado emocional en el soñante. El sueño invita a traspasar la delgada frontera entre comprender, pensar, soñar e imaginar y reunir todos esos territorios en la conciencia del soñante. Este proceso está unido a la exploración de los márgenes del pensamiento y de la realidad. La sombra tiene relación con el interés que sentimos por lo anormal y las fronteras de lo real. De aquí arrancan los bestiarios y los tratados de animales anormales que existen en todas las culturas de la Tierra y que se producen como proyecciones de lo peor que uno se puede imaginar.[25] Podríamos decir que configuran todas las versiones de lo demoníaco.

Seres como los antropozoos, que combinan formas humanas y animales en un mismo cuerpo a modo de híbridos semihomínidos: el hombre con cabeza de perro, el centauro o la sirena son ejemplos de estos seres imaginarios. Otros seres imaginarios de este tipo son el Fomagata, que es una divinidad del imaginario colombiano, de aspecto horrible, dotado de un solo ojo, cuatro orejas y cola de jaguar. Otro sería el Cocátrix, cercano al Basilisco, o el Dragón de Niort, un tipo de serpiente alada. Finalmente, se puede citar, entre otros muchísimos seres fantásticos que pue-

25. En este sentido se pueden consultar entre otras obras: *Diccionario ilustrado de los monstruos. Ángeles, diablos, ogros, dragones, sirenas y otras criaturas del imaginario* (2000), de Massimo Izzi, Palma de Mallorca, José J. de Olañeta Editor. *Animales mágicos. Símbolos, tradiciones e interpretaciones* (2002), Roberto Marchesini y Sabrina Tonutti, Barcelona, Editorial de Vecchi. *Gran Enciclopedia de los seres mágicos* (2000), Joel Levy, Barcelona, RBA Libros. *Bestiario* (1997), Joan Fontcuberta, Gustavo Martín Garzo, José María Merino, Miquel de Palol, Álvaro Pombo y José Luis Sampedro, Madrid, Siruela. *Bestiario imaginario* (1999), Jesús Callejo, Madrid, EDAF. *Guía de seres fantásticos de los países catalanes* (2000), Miguel G. Aracil, Barcelona, Vedrá.

den visitar los sueños, al conocido Basilisco de la mitología griega, que era una serpiente gigante y venenosa capaz de matar con su simple mirada.

> Voy volando con mi mujer a cien metros de altura sobre el mar, vamos de pie y no acostados boca abajo, como lo haría un pájaro o Superman.
>
> Observamos desde arriba a varios demonios de Tasmania, que son como ratas gigantes y agresivas que nadan sobre el mar comportándose como delfines, saltan y se hunden sobre la superficie del mar, persiguiendo a otros peces para comérselos.
>
> Y mientras tanto, a nosotros... nos da igual y seguimos volando.
>
> BERNARDO ORTÍN

Aunque hay que decir que no siempre los fantasmas son temibles, en muchas ocasiones son portadores de mensajes de amor que fueron interrumpidos por el devenir de la vida y se vuelven a presentar en el sueño para reactivar el estado que nos produjo en el pasado.

1983

> En un restaurante del centro, Haydée Lange y yo conversábamos. La mesa estaba puesta y quedaban trozos de pan y quizá dos copas; es verosímil suponer que habíamos comido juntos. Discutíamos, creo, un film de King Vidor. En las copas quedaría un poco de vino. Sentí, con un principio de tedio, que yo repetía cosas ya dichas y que ella lo sabía y me contestaba de manera mecánica.
>
> De pronto, recordé que Haydée Lange había muerto hace mucho tiempo. Era un fantasma y no lo sabía. No sentí miedo; sentí

que era imposible y quizá descortés revelarle que era un fantasma, un hermoso fantasma.

El sueño se ramificó en otro sueño antes que yo me despertara.

JORGE LUIS BORGES, *Atlas*

Ejercicio

Escribe un sueño en el que aparezca un ser imaginario irreal como un fantasma o un monstruo. Describe la relación que el soñante establece con él.

Figuras simbólicas

Símbolos de construcción de la identidad masculina

De entre los símbolos más relevantes que aparecen en los sueños, están los que se relacionan íntimamente con la elaboración de la propia identidad. El sueño busca continuamente responder a la pregunta ¿quién soy yo? Y, sobre todo, ¿quién soy yo con respecto a las situaciones que me toca vivir?

En ese sentido, el relato de Iron John (Juan de Hierro) es uno de los más antiguos que se conocen.[26] Aunque fue rescatado por los hermanos Grimm en 1820, se le atribuye una antigüedad de diez o veinte mil años. Habla del proceso de individuación y ma-

26. Robert Bly, *Iron John. Una nueva visión de la masculinidad*, Madrid, Gaia, 1990.

duración masculina y tiene grandes coincidencias en muchas culturas del mundo, que a menudo pueden aparecer en los sueños. El relato se apoya en distintos arquetipos que fraguan la identidad y constituyen la comunidad interior de la psique masculina. Dichos símbolos son los siguientes:

El rey

Es el que sabe qué deseamos en la vida general y en la cotidiana. Defiende el deseo, sin dejarse influir por los demás. Es el que sostiene y actualiza nuestra pasión por la vida. Si falta el rey, la persona pierde convicción sobre si tiene derecho a decidir qué hacer durante el día.

El arquetipo del rey se recupera y actualiza atendiendo a los más pequeños deseos, intuyendo lo que a uno realmente le gusta: contacto con personas, con la naturaleza y actividades placenteras y agradables. Un modo de experimentar nuestro arquetipo de rey puede ser recuperando lo que nos daba satisfacción de niños, antes de dedicarnos a agradar a los demás y atender las expectativas que los otros tienen de nosotros.

El guerrero

El guerrero es el encargado de defender la causa del rey. Si fracasa, se produce la invasión del enemigo en el reino y el guerrero se puede debilitar hasta la muerte. El niño que sufre desaprobación, abandono o agresión de cualquier tipo siente herido a su guerrero, lo cual le puede llevar a considerarse a sí mismo como incompetente. Sin guerrero, no hay niño.

El guerrero es fuerte, debemos confiar en él porque puede afrontar más batallas físicas, psicológicas o espirituales de las que inicialmente pueda parecernos. El buen guerrero está al servicio de un rey y de un propósito más importante que él, es decir, de una causa trascendente. Si el rey al que sirve está corrompido, y por tanto sirve a la codicia o al poder, ya no es un guerrero, sino un soldado, o en el peor de los casos, un mercenario.

Otra cualidad esencial del guerrero es el sentido de la estrategia. Supone astucia, conocimiento del mundo e inteligencia. El guerrero planifica la mejor estrategia que seguir; el soldado atacaría compulsivamente.

El hombre primitivo

Cada varón contiene, dormido en el fondo de su psique, un aborigen antiguo. El contacto con el hombre primitivo implica la aceptación de su dimensión oscura y salvaje. Cuando un hombre asume su sensibilidad, o lo que solemos denominar su interior femenino, a menudo se vuelve más efusivo, más sociable, más vivo. Pero cuando se funde estrictamente con lo masculino, corre el riesgo de aproximarse demasiado a la crudeza y la violencia.

El hombre primitivo bien equilibrado ama el bosque, los animales..., la naturaleza en general. Hay que decir que su salvajismo encierra un alto grado de sabiduría y espontaneidad. La energía del hombre primitivo conduce a la acción contundente, ejercida no con crueldad, sino con firmeza. Conversar con el hombre primitivo no es hablar de conceptos como la felicidad, la muerte o el espíritu, sino de algo profundo y más inexpresable como el alma.

El amante

El amante vive y trabaja en un jardín. El jardín sugiere la transformación de la selva en algo manejable y refinado, un lugar acotado, separado del bosque y del desierto, donde se cultivan las plantas preciosas. Es un continente hermético donde podemos desarrollar la introversión. El jardín sugiere, además, lo cultivado en oposición a lo agreste.

Cuando el amante conoce la insatisfacción por no poder lograr su deseo, descubre y accede a la belleza, los sentimientos más delicados, la danza, la alquimia espiritual y la magia. El amante distingue las relaciones verdaderas de la sociabilidad ilimitada, las inquietudes espirituales en oposición a las obsesiones exteriores, la pasión en oposición a la sexualidad grosera, el crecimiento del deseo espiritual en oposición a la obsesión con una codicia generalizada por las cosas.

La naturaleza del amante es, en esencia, consciencia admirativa y entrega a los demás de lo que descubre en la vida.

> No importa cuán profundamente me sumerja en mí mismo, mi Dios es oscuro y como una telaraña hecha de cien raíces que beben en silencio.
>
> RAINER MARÍA RILKE

El embustero o bufón

El embustero no se deja arrastrar por la corriente. Es astuto, lúcido, desvergonzado, suele hacer de contrapunto a la figura del rey. Conocedor de las debilidades humanas, es humorista y escéptico. Da perspectiva de múltiples formas a cualquier acontecimiento. Equilibra con su levedad lo denso y lo serio y lo pesado. Es el único que le puede decir la verdad al rey sin que le corte la cabeza porque su discurso se mueve entre la verdad y el humor.

El cocinero o mago

Sabe cuánto tiempo debe prolongarse cada cocción y cómo pasar de una etapa a otra. Aun cuando el cuerpo emocional del hombre haya quedado severamente dañado en la infancia, el cocinero o mago sobrevive, pues maneja la alquimia de la transformación. Representa la energía intelectual pura, consciente de lo que ocurre, y aflora en la persona en los momentos en que hace falta conservar la cordura. Es visionario, buen planificador y se mueve por detrás del telón, pues no es protagónico como el rey.

Trata los problemas con ingenio y conoce los ingredientes necesarios para cada cosa. Toma decisiones y estrategias para decantar los acontecimientos hacia lo que considera necesario.

El hombre afligido

Es una figura especial que guía a los hombres en el descenso hacia uno de sus grandes poderes: el poder de afligirse. En los hombres hay un sufrimiento que no tiene explicación, aunque en nuestro contexto cultural apenas tengamos derecho a ello. Gracias a él, podemos utilizar el sufrimiento a nuestro favor: autoconocimiento, búsqueda, reflexión, reconocimiento, introspección. Conforme un hombre envejece, se permite descender con mayor frecuencia a este estado.

> Vivimos anhelando el descenso. Ahora la tierra sabe
> cuándo es el momento de caer.
>
> ROBERT BLY

Ejercicio

Piensa en un sueño que haya sido significativo para ti o en una dificultad que tengas en la vida en estos momentos. Ahora anota en varios carteles del tamaño de un folio cada uno de los arquetipos descritos. A continuación, ubícalos en círculo y en el suelo alrededor de ti. Ve visitándolos, poniéndote de pie encima de cada uno de ellos. En cada uno, deja que venga la información que te darían estos arquetipos desde su perspectiva.

Cada vez que ocupes el lugar de un arquetipo, formula un pensamiento, por ejemplo, del tipo: «Ahora soy el guerrero, ¿qué tienes que decirme con respecto a este sueño o dificultad?»...

Y deja que la información venga a tu imaginación.

Arquetipos femeninos

Para Jung, hay dos grandes arquetipos femeninos que se mueven en polaridades complementarias y que pueden aparecer en los sueños, dándoles diferentes significados.

La madre

Representa lo maternal en la persona, detenta autoridad existencial, sabiduría y altura espiritual más allá del intelecto. También es la dueña de la bondad, la protección, el sustento, el crecimiento, la fertilidad y el alimento. Soñar con la madre es visitar el lugar de la transformación mágica del renacer, del instinto o impulso que ayuda. También paradójicamente, es acceder al sueño de lo secreto, de lo escondido, del mundo de los muertos, a los que devora. Piensen en la imagen de las personas muertas y enterradas en la madre tierra y que, tiempo después, han sufrido la descomposición de sus cuerpos hasta llegar al esqueleto, devoradas por la tierra.

Ánima

Este arquetipo se mueve entre varios símbolos polarizados.

La vieja versus la joven: a menor edad de la persona, más vieja es su ánima interior y, por el contrario, a mayor edad, más niña se vuelve.

El hada buena versus la bruja: la que otorga dones y salud, y la que los arrebata.

La mujer santa versus la seductora...

La psiquiatra Jean Shinoda Bolen[27] describe siete arquetipos femeninos y los clasifica en tres categorías:

- **Las diosas vírgenes: Artemisa, Atenea y Hestia** representan la cualidad de independencia y autosuficiencia en cada mujer, centran su consciencia en lo que tiene sentido para ellas. Persiguen sus metas.
- **Las diosas vulnerables: Hera, Deméter y Perséfone** se orientan hacia el ámbito social. Arquetípicamente, representan a las mujeres esposa, madre e hija. Tienen dentro de ellas una fase feliz y otra de víctima.

27. En su libro *Las diosas de cada mujer*, Barcelona, Kairós, 2010.

- **Las diosas alquímicas, como Afrodita,** que representa una gran fuerza para el cambio. Es el arquetipo más involucrado en la experiencia sensual y sensorial. Cuando es el arquetipo principal en una mujer, ella se enamora con facilidad y frecuencia. Impulsa a la mujer a la función creativa y reproductiva.

Revisiones actuales del arquetipo femenino[28]

Simone de Beauvoir realiza una excelente aportación a la visión de lo femenino.[29] La visión femenina desde la costilla de lo masculino la ha sujetado históricamente a una posición de la que es conveniente liberarla.

Tradicionalmente, el arquetipo más relevante es el de la virgen, y sus atributos son la bondad, la madre sacrificada sumisa y silenciosa que adora y acepta al hombre. Inicialmente, la virgen representaba el símbolo de la que abarca todas las posibilidades, por eso puede ser la madre de Dios. Sin embargo, ha pasado a la historia como la abstinente sexual.

Otro arquetipo tradicional es la diosa, capaz de catalizar procesos de cambios de conciencia individuales y colectivos.

Últimamente, aparece en muchos relatos, historias gráficas y cómics el personaje de la mujer maravilla, que une la bondad y la fuerza, cualidades que nunca estaban juntas en la mujer, y viene a aclarar que pueden ser fuertes, bellas, inteligentes y compasivas al

28. Sara Fischel, *Arquetipos, identidad y género*, 2018.

29. Simone de Beauvoir, *El segundo sexo*, Buenos Aires, editorial Siglo Veinte, 1949.

mismo tiempo. Este mito proviene de una resignificación de la imagen griega de las amazonas.

La mujer como símbolo de la naturaleza es otro arquetipo revalorizado,[30] en la medida en que supera la mera biología y se le añaden las atribuciones de ser también la que da y transforma la vida.

Finalmente, la bruja, es entendida como mujer independiente, con gran sabiduría y poseedora de conocimientos sobre la salud y la emancipación femenina.

Ejercicio

Después de leer la descripción de cada uno de estos arquetipos, escribe, pinta, esculpe o utiliza cualquier mecanismo de expresión para relatar lo que cada uno significa para ti, al menos los que consideres más relevantes.

Ejercicio

¿Qué arquetipo suele aparecer con mayor frecuencia en tus sueños?

¿De cuál de ellos te sientes más alejado? ¿Con cuál te sientes mejor representado?

30. *Ibid.*

La travesía del héroe

Este relato aborda la vida o la ejecución de cualquier proyecto personal como un viaje en el que su protagonista cumple una serie de etapas para cumplir su misión. La travesía es un camino por la vida en la que el ser humano se transforma durante el propio viaje.[31]

El viaje del héroe está lleno de símbolos que han contribuido a crear nuestra cultura, símbolos que han influido en nuestros sueños desde siempre. El primero es la llamada a la aventura, que representa el compromiso del ser humano con la vida, en su versión más eterna y trascendente. La actitud del viajero se ve sujeta en el transcurso de la travesía a la influencia de los distintos símbolos y arquetipos que la configuran: símbolos que representan, por ejemplo, el encuentro del héroe con sus aliados y adversarios durante la travesía; símbolos que transmiten la dificultad de la misión y las actitudes durante el viaje, que el/la protagonista va forjando en el camino; arquetipos que simbolizan la vuelta a casa después del viaje y los aprendizajes que ha realizado durante dicho viaje.

Etapas del viaje

Aquí vamos a analizar esas etapas que se suceden en cualquier historia, ya no solo en los sueños o en los relatos que suscitan, sino muchas veces en tu propio devenir vital.

31. Joseph Campbell, *El héroe de las mil caras,* México, Fondo de Cultura Económica, 2014.

1. **La partida:** en esta faceta, viajamos hacia dentro en busca de las grandes formas e historias, la magia y el conocimiento olvidado de fases más profundas o antiguas de nuestra existencia. Representa el retirarnos de la vida diaria y abrirnos a las zonas en las que podemos hallar las fuentes de nuestro poder.
2. **La iniciación:** esta etapa implica el contacto y la familiarización con los arquetipos que acompañan la travesía y con el hecho de adquirir la disposición interior que se requiere para afrontarla.
3. **El regreso:** esta etapa simboliza el regreso a la aldea. Regresamos con la transformación personal que hemos sufrido en el viaje. Volveremos a la vida diaria con el conocimiento que hemos adquirido en las profundidades. Ahora podremos ponerlo en uso para redimir a la época y a la sociedad.

La vuelta a la aldea es un momento altamente significativo, ya que exige decidir en qué parte de la aldea viviremos, dado que el viaje nos ha transformado y quizá no nos sentimos cómodos viviendo del mismo modo que antes de iniciar la travesía. Algunas veces, en esta fase no queremos volver a nuestra existencia previa y nos han de convencer. Otras veces queremos escapar con la recompensa, si es algo que los dioses han estado guardando celosamente.

Volver del viaje puede ser tan aventurado y peligroso como fue la ida. Así como hemos necesitado guías y asistentes para emprender la aventura, muchas veces debemos tener guías poderosos y rescatadores para traernos de vuelta a nuestra vida rutinaria, especialmente si nos sentimos heridos o debilitados por la experiencia o cuando no somos conscientes de que es tiempo de regresar porque otros necesitan la recompensa que hemos descubierto.

El viaje se realiza en la dimensión diurna o solar, a través del terreno de la conciencia. Al mismo tiempo, también ocurre en su dimensión nocturna o lunar, a través de lo inconsciente y del mundo de los sueños.

Ejercicio

Piensa en un sueño que fuera significativo para ti y escribe en folios cada uno de los arquetipos. Después, pon en el sueño los folios haciendo un círculo a tu alrededor.

Visítalos poniéndote encima de cada uno de ellos y experimenta sus puntos fuertes y débiles con respecto al sueño que has elegido. ¿Qué te aporta y en qué te limita cada uno de ellos?

Puedes apoyarte en las sugerencias que te propongo en el cuadro siguiente:

Arquetipos	Riesgos ante el problema (puntos débiles)	Recursos que nos aporta (puntos fuertes)
Inocente	No sabe que existe el problema.	Siente curiosidad y fascinación.
Huérfano	Se siente abrumado por la dificultad.	El valor de la soledad.
Mártir	Se siente perseguido.	Percibir y aceptar el sufrimiento del mundo.
Vagabundo	Lo evita.	Alejarse de lo que no te encaja. Soltar lo no necesario. Explorar mundos nuevos.
Guerrero	Lucha contra él.	Defender su espacio en el mundo. Justicia, nobleza.
Brujo	Lo acepta.	Genera la posibilidad de curar y transformarse. De acceder al yo profundo desde el yo herido. Acceder al don desde la herida.

Personajes de relatos que pueden aparecer en los sueños

Los cuentos tradicionales aportan una excelente colección de personajes que representan distintos arquetipos. Veamos algunos de los más relevantes:

- **Hansel y Gretel** o el mito del abandono.
- **La Cenicienta**: dificultades para crecer en otra familia sin el apoyo de los tuyos.
- El ***Pardalot***: relato recogido por Blasco Ibáñez de la tradición popular valenciana, también habla del sufrimiento producido ante el abandono.
- **Alicia en el país de las maravillas:** o la construcción psíquica de la realidad mediante sus reflejos especulares.
- **Caín y Abel** o la simbolización de la pugna entre la cultura agrícola sedentaria de Caín y el pastoreo nómada de Abel.
- **Caperucita** y la paradoja entre el inicio de la sexualidad o la fidelidad a la infancia.
- **Juan de Hierro** y la transición de la infancia a la vida adulta.
- **La cigüeña:** cuento cortado y adaptado a los niños. En el cuento original, la cigüeña es la que roba a los niños de las madres descuidadas de Oriente para traerlos a Occidente.
- **Marco, de los Apeninos a los Andes:** la vergüenza por sobrevivir.
- **El hombre del saco o sacamantecas** o el riesgo del rapto de niños.

Simbologías basadas en estados personales

Nos sentimos más o menos atraídos por los distintos símbolos a tenor del estado personal en el que nos encontramos. Nos impacta más y, por tanto, puede aparecer a menudo en nuestros sueños un arquetipo u otro en función de la situación vital que atravesamos. En este sentido, podemos hablar de distintos estados que pueden provocar la ensoñación de símbolos. Estados como el soñador, el crítico o el realista alimentan de diferente manera nuestros procesos de creatividad.

El afrontamiento de la vida bascula en torno a otros tres estados esenciales: ternura, ferocidad o fuerza y capacidad para jugar. Finalmente, el hecho de encontrarnos centrados en nosotros mismos o de vivir como enajenados extravagantes por el mundo decanta algunos tipos de sueños.

Ejercicio

Construye tu propio libro de símbolos y arquetipos. Inícialo de un modo sencillo y sin fecha de finalización. Puede ser un proyecto que dure muchos años o toda la vida. Anota los símbolos que aparecen en tus sueños.

Elementos esenciales de nuestra personalidad que se reflejan en los sueños

Finalmente, no debemos olvidar que los arquetipos y símbolos son relevantes para nosotros porque nos conectan con nuestra mente más inconsciente, que busca siempre poder expresarse, y por ello tratan de aparecer en los sueños. En esta línea, los arquetipos reflejan como un espejo aspectos esenciales de nuestra identidad.

Sin estos aspectos no podríamos reconocer los arquetipos. Algunos de los más relevantes son los siguientes:

1. **Nuestro don** o tesoro personal que nos hace únicos. El punto fuerte que tenemos al desempeñar ciertas actividades u oficios. Esa forma original que tenemos de hacer algunas cosas. Lo que aportamos al mundo y que antes de nosotros no existía.
2. **La herida** o punto flaco que portamos al nacer y que, en la mayoría de las ocasiones, es transgeneracional y la mantenemos por lealtad a algún miembro de nuestro árbol genealógico.
3. **La sombra** o zona desconocida de nuestra persona que se manifiesta de modo fantasmal en algunas épocas de la vida con mayor o menor insistencia.
4. **El abandono** y todo lo que nos hace hacer y temer. ¿Qué tenía que hacer yo antes de los siete años para que mis mayores me miraran y me dieran un lugar en el sistema familiar?
5. **La muerte**: ¿Cómo será, a qué edad moriré, con quién estaré? ¿Qué dirá mi epitafio? ¿Qué me gustaría que dijera? ¿Qué creo que en realidad dirá?
6. **El lugar de seguridad** en el que puedo desarrollar mi vida sin que nadie espere nada de mí, sin nada que hacer, sin ninguna responsabilidad. Un lugar en el que solo debo existir.
7. **El dragón** o las dificultades que suelen aparecer en mi vida.

8. **La propia comunidad o tribu**, el grupo de personas, normalmente reducido, que se alegra cuando me van bien las cosas.
9. **La pasión**, a la que dedico mi energía cotidiana y que se reproduce continuamente.
10. **La misión de mi vida** o lo que considero que es la tarea más importante de mi existencia.

Vivimos en un mundo de sueños, historias, metáforas, imágenes, sonidos, sensaciones, musicalidad, antes de entender la literalidad.

MILTON ERICKSON

Ejercicio

Dale contenido personal a lo que describen los puntos desarrollados arriba: ¿Cuál es tu don? ¿Cómo es tu herida? ¿Qué intuición tienes sobre tu sombra? ¿Cuál es tu pasión y la misión de tu vida...?

Después revisa esos mismos aspectos y piensa qué símbolos o arquetipos suelen aparecer en tus sueños que tengan relación con ellos.

CAPÍTULO 16: SÍNTESIS. CUESTIONES ESENCIALES PARA INTERPRETAR LOS SUEÑOS

DOS VÍAS DE ANÁLISIS

¿Los sueños son una clave para interpretar el pasado o un mensaje para afrontar el futuro? Como venimos comentando, existen dos grandes vías de interpretación de sueños.

En primer lugar, se puede entender el relato onírico como una cuestión del pasado que está pendiente de resolver. En este sentido, estaría cerca de lo intuitivo, una experiencia imaginaria y simbólica para la que aún no disponemos de un relato que la explique de modo satisfactorio.

A esto lo podríamos llamar también un proceso de vitalidad interrumpida. Cuando esto ocurre, el tema sigue dando vueltas en la mente a la búsqueda de una narración simbólica que explique el significado de lo soñado.

Podemos definirlo como la vía freudiana.

La segunda vía entiende el sueño como un mensaje simbólico que debemos tener en cuenta para afrontar nuestro futuro. Aquí participan los símbolos y arquetipos que hemos ido viendo y que pueden influir en nuestro pensamiento. La importancia de este modo de análisis está en nuestro bagaje simbólico y en las imágenes que toman fuerza en las distintas épocas vitales.

Podríamos caracterizar este proceso como la vía junguiana.

CLAVES CULTURALES Y DE CONTEXTO

En cualquier caso, la interpretación de los sueños debe ir acompañada de una actitud de aceptación emocional del soñante con el asunto que desea interpretar.

La actividad onírica contiene un código narrativo que aporta luz a la existencia a condición de que estemos conectados emocional y existencialmente a aquello que queremos interpretar. Por otra parte, el sueño está sujeto a distintas influencias culturales. Si un hombre común sueña que es atropellado por un caballo, el significado puede ser un pronóstico de ataúd y muerte. Pero si un chamán sueña lo mismo, se puede entender que está siendo convocado al lugar de su casa reservado para las ceremonias y rituales consagrados a la celebración de la vida.[32]

El sueño de la bruja que vuela en una escoba tiene su origen en una antigua costumbre de ciertas amas de casa de consumir infusiones de Beleño, una hierba fácilmente accesible a la orilla de muchos caminos que tiene propiedades alucinógenas y que da sensación de levedad. Otro ejemplo es la imagen de la alfombra voladora, descrita en las mil y una noches y que tiene su origen en la ensoñación meditativa de la persona sentada en la alfombra

32. Barbara Tedlock, erudita en la ciencia maya náhuatl de los sueños, en Armando Carranza, *Enciclopedia de los sueños*, Barcelona, Planeta, 2001, pág. 31.

que se ayudaba de sustancias que le provocaban alteración de la conciencia.

La cultura gitana tiene una gran tradición de interpretación de sueños. Los verdaderos expertos de este tema son los gitanos de Túnez y Argelia, aunque los integrantes de la etnia gitana afirman que a través de los sueños reciben conocimientos ocultos que pueden afectar a su futuro de manera positiva o negativa.[33]

En general, la interpretación de los sueños debe huir de posturas predeterministas y adivinadoras de futuro de un modo estático e invariable.

El sueño es una producción subjetiva del conocimiento de la realidad y deberíamos entenderlo como otra mirada de la percepción de la vida, más que como un mensaje que nos dicta lo que forzosamente será nuestro destino.

CLAVES SUBJETIVAS. QUÉ SIGNIFICA EL SUEÑO PARA EL SOÑANTE. PREGUNTAS ESENCIALES PARA EL ANÁLISIS

Por lo tanto, lo relevante es dar valor a lo subjetivo del soñante y qué significación personal tiene el sueño para él, más allá del sentido que tenga la historia soñada.

33. Raymond Buckland, *Sueños gitanos*, Barcelona, Integral, 2001, pág. 17.

Noches pasadas

Noches pasadas soñé con un señor alto, rubio, muy paquete, a la manera del siglo XIX. Y yo sabía que él era inglés como uno sabe las cosas en los sueños. Ese señor tenía melena y una cara que era casi la de un león. Un semicírculo de personas que tenían un poco cara de leones, aunque menos que él, lo rodeaban. (...)

Y él vacilaba. Todo eso estaba fotografiado en un gran cuadro y abajo decía: «Leones». Y había otro señor, de espaldas a mí, que gesticulaba y daba testimonio de todo lo que pasaba en el cuadro. Él era judío y yo lo sabía, como uno sabe las cosas en los sueños, sin que se las digan.

Ese señor estaba en el medio, así, enamorado. (...) Sí, y alrededor de él ese semicírculo de personas todas vestidas como él, con melenas y barbas. Algunos, yo me di cuenta, casi no tenían cara de leones. Simplemente buscaban ese puesto y se habían caracterizado. Eso contado, no tiene nada de particular (...) pero me desperté temblando.

JORGE LUIS BORGES[34]

El sueño va ganando fragmentos y matices de relato a partir del despertar. La historia se va creando a partir de la experiencia onírica y con las aportaciones intuitivas del soñante.

Es más relevante volver a vivir el sueño que interpretarlo. Hay que tener en cuenta que en la interpretación participa la proyección de la persona que interpreta. Por tanto, entran en juego las percepciones conscientes de la realidad, las creencias y presupuestos subjetivos de la persona, cuestiones que alteran el significado simbólico del sueño. Además, interpretar tiene que ver con redu-

34. María Gilio, *Personas y personajes*, Buenos Aires, Ed. de la Flor, 1974.

cir a parámetros cognitivos el funcionamiento del símbolo que suele ser más fluido e incierto.

Al igual que en los relatos, no existe un mensaje único del sueño, sino que su significado lo aporta el oyente. Resulta esencial calibrar el impacto que tiene la historia soñada en el estado actual del soñante. Por eso, cuando volvemos a ver una película que ya vimos o releemos una novela ya conocida, es muy posible que recibamos un mensaje distinto a la primera vez. Lo que nos dice de nuevo lo provoca el hecho de que nuestro estado personal sea distinto en cada ocasión. El relato del sueño es solamente una excusa para estimular el imaginario del soñante.

El tesoro del rabino

Un viejo rabino que se llamaba Eisik, hijo de Jekel, y que vivía en Cracovia tuvo un sueño que le ordenó con precisión dirigirse a Praga.

Allí, debajo del gran puente que conducía al castillo del rey, descubriría un tesoro.

El rabino rechazó aquel sueño e intentó olvidarlo. Pero el sueño lo persiguió con tanta tenacidad que al final el rabino se puso en camino.

En Praga, el gran puente se encontraba tan bien vigilado día y noche por temibles centinelas que el rabino no se atrevió a buscar el tesoro.

Pero, como estaba merodeando por el puente, acabó por hacerse notar por un capitán, que le preguntó con severidad qué hacía allí.

El rabino, bastante ingenuo, contó el motivo de su viaje, o sea, su persistente sueño. El oficial se echó a reír tirando la cabeza hacia atrás y se burló del rabino.

—¡Un sueño! —exclamó—. ¿Has llevado a cabo tantos esfuerzos por un sueño?

—Sí —dijo el rabino—, por un sueño.

—¿Si te dijese —prosiguió el capitán sin dejar de reír—, si te dijese que yo también he tenido un sueño?

—¿Cuál?

—¡Una voz me decía que fuese a Cracovia y que allí encontraría un gran tesoro en la casa de un rabino!

—¿En la casa de un rabino?

—Sí, de un tal Eisik, cerca de la estufa.

—¿Eisik, hijo de Jekel?

—¿Lo conoces? —preguntó el capitán.

Pero el rabino no contestó. Ya había dado media vuelta. Volvió corriendo a Cracovia.

En cuanto a si encontró un tesoro junto a la estufa o si buscó en vano, este punto se deja a criterio del lector. Depende del humor del momento, de lo que brillan las miradas de quienes escuchan y de los movimientos invisibles del aire.

Jean Claude Carrière[35]

Ejercicio: recomendaciones para el análisis de sueños

Lo importante es recuperar un relato que para el soñante sea significativo. Y en este sentido, la primera recomendación es no moverse demasiado al despertar, ya que el cambio corporal tenderá a modificar y perder la

35. Jean Claude Carrière, *El círculo de los mentirosos*, Barcelona, Círculo de lectores, 2000, págs. 82-83.

memoria del sueño. El cuerpo participa en todos los procesos de aprendizaje. De modo que un movimiento rápido y diligente al despertar tenderá a borrar el recuerdo del relato onírico.

Otra recomendación es escribir y reescribir el relato de un modo fluido, sin demasiada atención a la belleza literaria del relato, sino algo más parecido a la escritura automática. Es interesante tener cerca de la cama libreta y bolígrafo para apuntar los sueños.

La escritura manual a lápiz o bolígrafo es mejor que escribir al teclado del ordenador o del móvil, ya que la velocidad óculo-manual permite una conciencia más profunda que el rápido tecleo.

También puede resultar interesante escribir escenas y soluciones alternativas a las ocurridas en el sueño. Lo importante aquí es tener varias versiones del mismo sueño y percibir cómo afectan cada una de ellas al soñante.

También es recomendable recordar los distintos elementos que han salido en el sueño y anotarlos en hojas de papel disponiéndolas por el suelo en los lugares que sean significativos para la persona, para así establecer un diálogo con cada uno de ellos.

Se puede también, además de nombrarlos, realizar un dibujo o pintura de cada uno de ellos para poder explorar qué significado simbólico tienen para el soñante.

La psicogeografía nos aconseja que ocupemos el lugar de cada letrero o imagen y realicemos un diálogo basado en preguntas como las siguientes:

1. ¿Qué o quién eres?
2. ¿Qué representas y simbolizas en mi sueño?
3. ¿Desde cuándo nos conocemos? ¿Desde cuándo formas parte de mi vida? ¿Qué edad tenía yo cuando te conocí?
4. ¿Cómo era mi vida en aquel entonces?
5. ¿A qué parte de mi personalidad quieres influir? ¿Qué parte quieres inhibir?
6. ¿Qué mensaje quieres darme?
7. ¿Qué puedo hacer por ti?

Además de los carteles para cada elemento del sueño, es conveniente definir un cartel para el propio soñante, al cual regresará después de cada una de las visitas que realice, con el fin de recoger la información resultante del diálogo con cada elemento de su sueño.

De toda la memoria, solo vale el don preclaro
de evocar los sueños.

Antonio Machado